Chirurgie Oculaire d'urgence

PAR

M. LANDOLT

Extrait

DE

La Pratique de la Chirurgie de Guerre aux armées

VIGOT FRÈRES, ÉDITEURS — PARIS

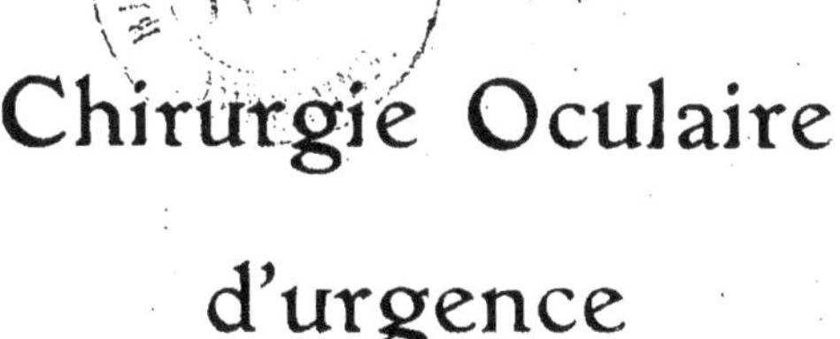

Chirurgie Oculaire d'urgence

PAR

M. LANDOLT

Extrait

DE

La Pratique de la Chirurgie de Guerre aux armées

VIGOT FRÈRES, ÉDITEURS — PARIS

Chirurgie Oculaire d'urgence

PAR

M. LANDOLT

Médecin aide-major de 1re classe
Chef du Centre ophtalmologique de la ... Armée
Ancien Assistant d'Ophtalmologie des Hôpitaux de Paris.

Les lignes qui suivent, écrites après treize mois de pratique ophtalmologique dans la zone des armées, s'adressent particulièrement aux confrères *non spécialistes.*

Ce ne sont que des conseils pratiques très succincts destinés à guider les médecins *du front*, à leur montrer les cas qui peuvent être de leur ressort, et ceux qu'ils auront avantage à évacuer sur un centre spécial, à leur indiquer de la façon la plus simple la conduite à tenir en face des différents traumatismes de guerre qui pourront se présenter à eux.

Une première partie, plus théorique, contiendra quelques considérations anatomiques, ainsi qu'une revue des traumatismes en eux-mêmes ; la seconde partie, pratique, parlera du traitement et des interventions d'urgence que ces traumatismes comportent.

PARTIE THÉORIQUE

Quelques points d'anatomie, purement chirurgicale, dont la pratique nous a montré l'importance, nous paraissent utiles à mettre en lumière.

Nous diviserons notre domaine en trois parties : la *région palpébro-cutanée*, l'*orbite*, le *globe oculaire.*

RÉGION PALPÉBRO-CUTANÉE

La PEAU est admirablement vascularisée comme sur le reste de la face ; elle se défend très bien contre l'infection et se cicatrise très vite.

Le tissu cellulaire est extrêmement lâche au niveau des paupières ; les œdèmes et les suffusions sanguines pourront donc y être particulièrement considérables, souvent hors de proportion avec la gravité du traumatisme.

Il faut se rappeler que la PAUPIÈRE se compose de deux feuillets distincts, dont l'un comprend la peau, le tissu cellulaire, le muscle orbiculaire, le second étant constitué par le tarse, corps fibreux qui forme comme le squelette de la paupière, et dont les déformations entravent gravement son fonctionnement.

L'un des bords du tarse forme le bord libre de la paupière, l'autre bord sert d'insertion à un voile aponévrotique qui va s'insérer à la tranche du rebord osseux de l'orbite. Ce *septum* est une barrière de séparation entre la région palpébro-cutanée et la cavité orbitaire.

Les infections de cette région ne se propagent pas à l'orbite ; à part la laxité du tissu cellulaire, elles n'offrent aucune particularité qui les distingue des autres infections de la face ; leur désinfection se fera également selon les mêmes principes.

RÉGION ORBITAIRE

L'orbite est une cavité complètement close et isolée au point de vue chirurgical ; ses quatre parois osseuses sont complétées au niveau des orifices, en particulier au niveau de la fente sphéno-maxillaire, par des aponévroses très solides. L'ouverture antérieure est fermée par le septum orbital signalé plus haut, et par la conjonctive qui, partant de l'une des paupières, passe devant l'œil, et va s'insérer à l'autre paupière.

Parois de l'orbite. — Leur *direction relative*, c'est-à-dire leur disposition en entonnoir, pourra, dans certaines conditions, faire dévier vers le fond de l'orbite un projectile ou un corps vulnérant. Le trajet d'un corps étranger ne sera donc pas fatalement toujours en ligne droite, et l'on a vu des fils de fer, par exemple, pénétrer à travers la paupière, contourner le globe et aller blesser le nerf optique dont ils déterminent la dégénérescence.

La *direction absolue* des parois est très importante à se rappeler de façon précise.

La PAROI SUPÉRIEURE un peu voûtée dans son tiers antérieur s'abaisse franchement vers le fond de l'orbite. Un projectile n'a donc pas besoin d'avoir une direction de bas en haut très accentuée pour la traverser.

Sur une coupe vertico-tranversale on voit en outre que la paroi supérieure est notablement surélevée à sa partie moyenne, de sorte qu'un projectile traversant horizontalement peut intéresser sur un même trajet en ligne droite les deux cavités orbitaires et la cavité encéphalique.

La PAROI INTERNE est parallèle à l'axe sagittal du corps. Un projectile, pénétrant directement d'avant en arrière entre le globe oculaire et l'ethmoïde, se dirige en droite ligne vers le trou optique.

La PAROI INFÉRIEURE, ou plancher, est moins horizontale qu'on ne le croit, elle se relève vers le fond de l'orbite.

La PAROI EXTERNE est très ouverte en dehors ; elle forme avec la paroi interne un angle de 40 à 45°. Un corps étranger venu directement d'en avant la rencontrera donc très vite.

La *résistance* est la plus faible au niveau de la paroi interne. Il nous a paru

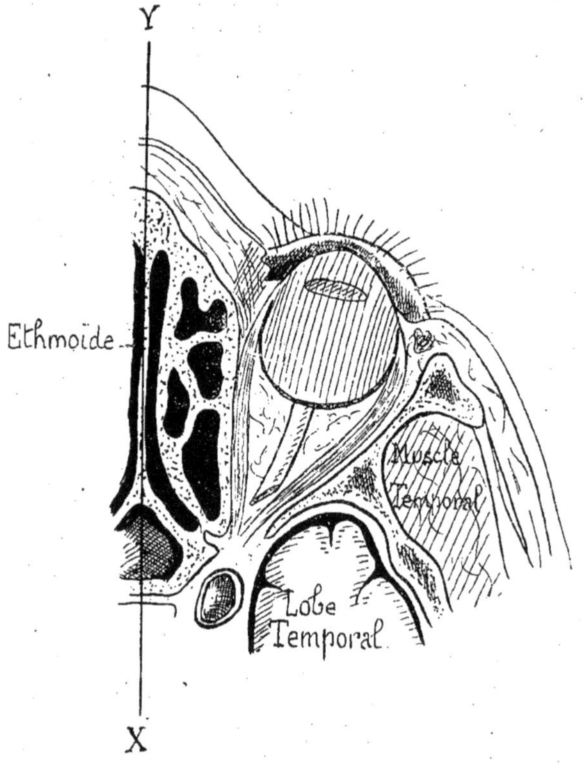

FIG. 1. — Coupe horizontale de la région orbito-oculaire.

que la paroi externe était plus souvent traversée que le toit ou le plancher, mais cela tient sans doute à sa direction plus qu'à un défaut de résistance; d'ailleurs les traumatismes ayant traversé la paroi supérieure étant particulièrement graves, ils ont pu ne pas arriver jusqu'à nous en aussi grand nombre.

Les *rapports extérieurs* sont suffisamment connus. Rappelons cependant, pour la paroi supérieure, que le sinus frontal peut être très vaste, et dédoubler la voûte sur une grande étendue latéralement et en arrière. Partout ailleurs elle est en contact avec l'encéphale (lobe frontal).

Une perforation de la paroi interne exposera l'orbite à une infection venue des fosses nasales.

La paroi inférieure est en rapport avec le sinus maxillaire en avant et la fosse ptérygo-maxillaire en arrière.

La paroi externe, dans sa moitié antérieure, sépare l'orbite de la fosse temporale ; dans sa moitié postérieure, elle correspond au lobe temporal.

Contenu de l'orbite. — Les muscles, vaisseaux et nerfs de l'orbite, organes intéressants au point de vue anatomique pur, n'ont qu'une importance très secondaire en chirurgie d'urgence. Les hémorragies cessent rapidement par simple tamponnement ; les lésions des muscles peuvent nécessiter des interventions chirurgicales qui doivent toujours être tardives.

Le tissu cellulo-graisseux, au contraire, doit être mis en lumière. Il se défend fort bien contre l'infection ; il réagit très vivement à l'occasion de tous les traumatismes en formant un tissu conjonctif plus dense, soit pour englober un corps étranger, soit pour oblitérer les plaies perforantes du globe oculaire (voir *fig.* 6). Il apporte aux plaies de l'œil une défense d'une promptitude surprenante et d'une grande efficacité.

L'orbite contient en outre le globe oculaire qui constitue notre troisième région.

GLOBE OCULAIRE

Situation. — Le globe oculaire occupe la partie antérieure de l'orbite, sensiblement au centre de son ouverture, légèrement plus près de la paroi supérieure. Il est plus antérieur, par rapport au squelette, qu'on ne serait tenté de le croire : un plan transversal passant par le bord externe de l'orbite coupe le globe en arrière de son équateur.

Parois du globe. — Cornée. — Aussi longtemps que l'épithélium est intact, les germes infectieux ne peuvent pas le traverser, et les infections extérieures ne se propagent pas à l'œil.

L'épithélium se répare avec facilité s'il n'est pas trop gravement infecté, et sans cicatrice apparente. Le parenchyme se répare également très vite, mais le tissu conjonctif de nouvelle formation est toujours opaque, il reste une taie.

Sclérotique. — Les plaies de la partie antérieure de la sclérotique se cicatrisent bien lorsque rien ne s'interpose entre leurs lèvres. Celles des régions postérieures sont rapidement protégées par la réaction du tissu cellulaire.

Région ciliaire. — A la partie de la sclérotique la plus immédiatement voisine de la cornée, sur une largeur de 4 millimètres environ, correspond, dans la profondeur, le corps ciliaire.

Les blessures de cet organe, outre qu'elles sont douloureuses, sont extrêmement graves. Une infection subaiguë, ou même latente, suffit à entraîner l'atrophie du globe oculaire, dans les bons cas, ou à provoquer du côté de l'autre œil des phénomènes sympathiques. Si la simple irritation sympathique disparaît aussitôt que l'œil primitivement blessé est énucléé, l'inflammation, ou ophtalmie sympathique, se termine toujours par la cécité complète, en dépit des traitements les plus énergiques.

Contenu du globe. — L'HUMEUR AQUEUSE qui remplit la chambre antérieure est sans importance propre. Elle se renouvelle en une dizaine de minutes, après écoulement. Sa *quantité* donnera des renseignements sur l'occlusion des plaies de la chambre antérieure. Sa *limpidité*, ou son aspect louche, indiqueront s'il y a, ou non, présence de globules blancs, c'est-à-dire infection du segment antérieur de l'œil.

Le diamètre du CRISTALLIN est un peu moindre que celui de la partie transparente de la cornée. Le cristallin est contenu dans une capsule dont la blessure permet la pénétration de l'humeur aqueuse ; dans ce cas, les fibres cristalliniennes se gonflent et s'opacifient. Cette *cataracte traumatique* peut s'arrêter dans son évolution lorsque la plaie capsulaire se referme ; ceci ne se produit guère que par suite d'une adhérence de l'iris à ce niveau.

Il faut se rappeler que le CORPS VITRÉ, qui remplit le reste de la cavité oculaire, n'est pas un liquide indifférent mais bien un véritable tissu. Comme tel il est susceptible de réagir, de s'infecter, de se cicatriser, ce qui entraîne une diminution souvent considérable de la fonction visuelle.

Les pertes de corps vitré ne se réparent pas comme celles de l'humeur aqueuse ; une issue quelque peu abondante est suivie d'atrophie du globe, ou de décollement de la rétine par rétraction cicatricielle.

Une hernie du corps vitré doit se réséquer aux ciseaux ; si l'on tente de l'éponger avec un tampon, on ne fait qu'en augmenter la perte.

APERÇU DES PRINCIPAUX TRAUMATISMES DE GUERRE

Nous pouvons, dans cette rapide, étude classifier les lésions traumatiques en prenant pour point de départ les différents engins auxquels les hommes sont exposés.

Grenades, mines, torpilles, etc. — Les divers engins de tranchée peuvent provoquer des lésions graves comparables aux éclatements d'obus, témoin le cas représenté par la figure 2, où un éclat de grenade avait frappé le globe en plein centre. Les lambeaux de cornée s'ouvrirent comme les pétales d'une fleur. Le corps étranger était resté fixé au fond de l'œil.

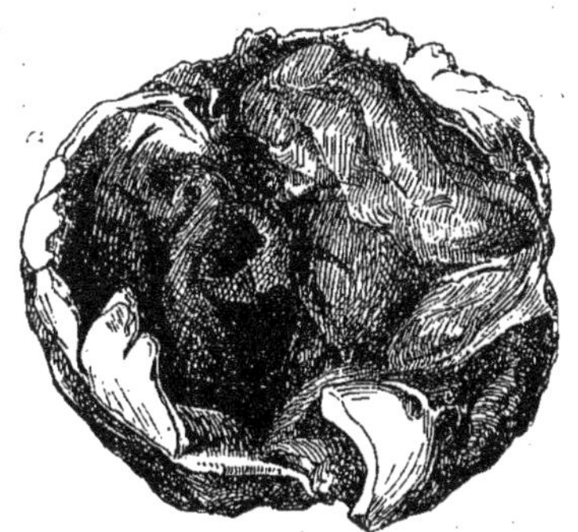

Fig. 2. — Grossi 2 fois.

Le plus ordinairement, cependant, on observe surtout des brûlures superficielles ainsi qu'une grande quantité de très petits corps étrangers également superficiels ; la face est souvent complètement criblée (*fig.* 3).

La brûlure et les corps étrangers, lorsqu'ils atteignent le globe oculaire, provoquent une vive réaction qui se traduit par de la douleur, une photophobie intense et un œdème considérable des paupières.

Lorsqu'on vient à écarter la paupière à l'aide du releveur de Desmarres, on voit s'échapper un flot de larmes. La conjonctive est chémotique et présente des hémorragies; la cornée est trouble et piquetée de petits grains.

Le pronostic est le plus souvent favorable. Il arrive cependant parfois qu'un corps étranger minuscule pénètre dans le globe oculaire.

Balle. — Les traumatismes peuvent être directs ou indirects.

D'une façon générale, quand la balle arrive de plein fouet, la *pointe en avant,* elle traverse le squelette de la face, présentant un orifice d'entrée et un orifice de sortie, petits l'un et l'autre, et en ligne droite.

L'orientation varie de la simple éraflure de la tempe jusqu'à la lésion transversale des deux orbites.

Du côté du squelette, les lésions peuvent être insignifiantes quant à leurs suites; au niveau de l'œil lui-même, les dégâts sont au contraire très considérables, car le globe oculaire, comme tout organe clos et rempli de liquide, subit un véritable éclatement.

La figure 4 représente le globe oculaire gauche d'un officier chez qui une balle traversa successivement cet œil en avant du bord externe

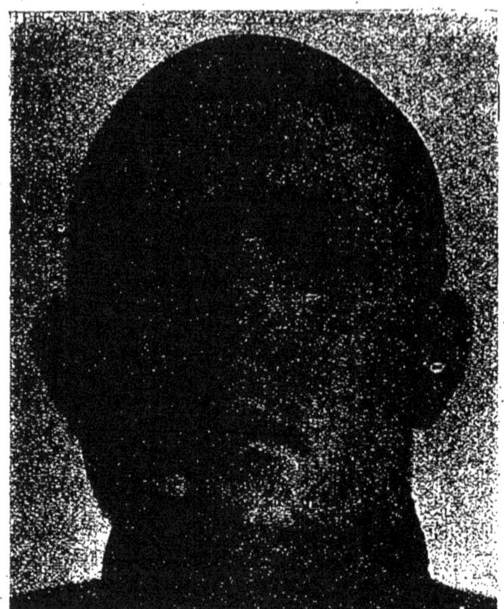

FIG. 3.

de l'orbite, les parties antérieures de l'ethmoïde et le globe oculaire droit. On voit que la sclérotique est très largement lacérée, le contenu oculaire

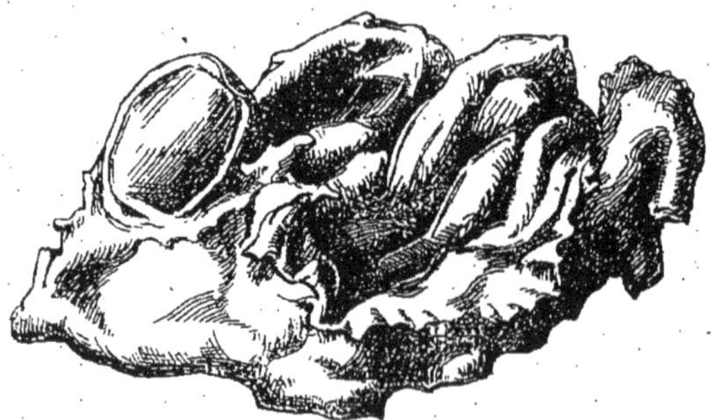

FIG. 4. — Grossi 2 fois.

vidé par hémorragie expulsive. On remarquera qu'à côté de la déchirure sclérale, l'instantanéité du choc a provoqué la désinsertion de la cornée au niveau de l'angle de la chambre antérieure, c'est-à-dire au lieu d'élection des éclatements traumatiques du globe.

La figure 5 représente l'un des yeux d'un sergent atteint également d'une lésion transversale, mais plus haut située. L'orifice d'entrée se trouvait au niveau de la queue de l'un des sourcils, la sortie au niveau de la queue de l'autre sourcil ; les deux globes oculaires étaient rompus, ils avaient été frôlés, à peine entamés, au niveau de l'équateur, dans la partie supérieure. On voit qu'il s'était encore produit un éclatement du globe, tout à fait classique, et très étendu, au niveau de l'angle de la chambre antérieure.

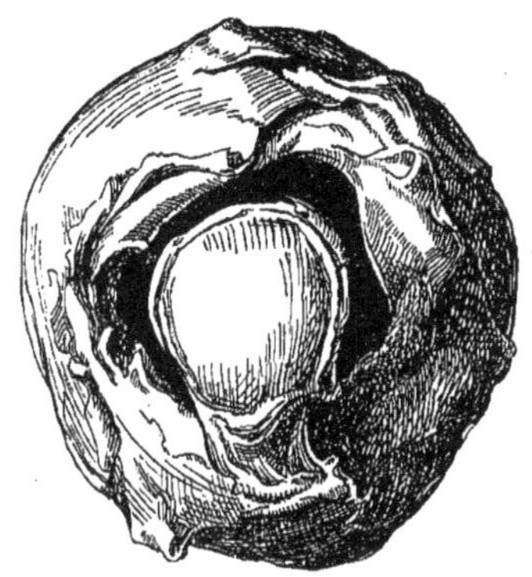

Fig. 5. — Grossi 2 fois.

La figure 6 nous apporte l'exception qui confirme la règle. Il s'agit d'un œil gauche traversé de part en part par une balle, mais cette fois sans éclater. Cette particularité vient de ce que le projectile avait abordé le globe d'arrière en avant, après avoir traversé le crâne où il avait pénétré

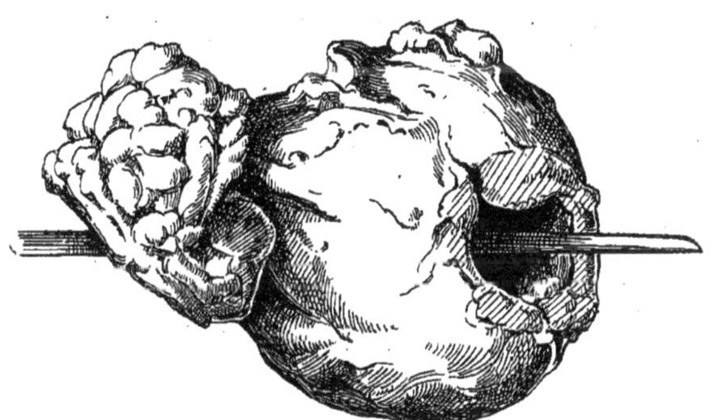

Fig. 6. — Grossi 2 fois.

au niveau de la mastoïde droite ; il avait déjà été amorti par un premier passage à travers le moignon de l'épaule droite, avec lésion de la tête humérale. Cette perte considérable de la force vive explique la production d'un simple tunnel ; si la balle avait fait le trajet en sens inverse, elle aurait fait éclater le globe et il est douteux qu'elle eût eu, à sa sortie du crâne, assez de force pour léser la tête de l'humérus. Il s'agit sans doute d'une balle française qui a blessé un homme épaulant son fusil. (Remarquez le bouchon de tissu conjonctif qui protégeait l'orifice postérieur du globe.)

Au point de vue des plaies par balle arrivant *la pointe en avant*, nous n'avons pas constaté de différence entre les effets de la balle allemande et ceux de la balle française.

Le fait, presque constant, que les Allemands *retournent* leurs balles pour le combat à courte distance, nous donne au contraire une série de

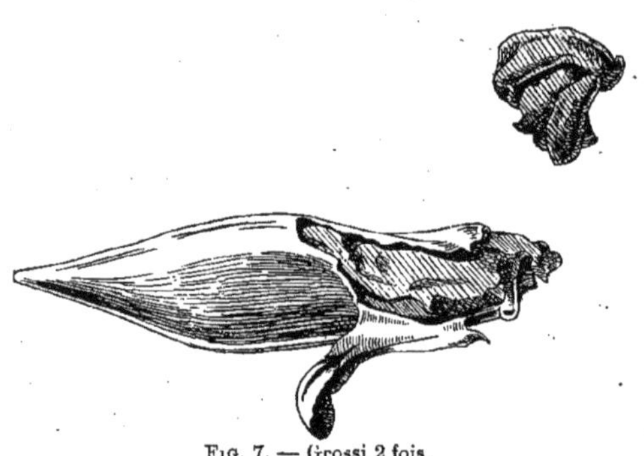

Fig. 7. — Grossi 2 fois.

lésions qui appartiennent en propre à la balle allemande et qui tiennent à la constitution de cette dernière.

Quand une balle de cette espèce et dans ces conditions touche un obstacle, au lieu de se dévier, elle s'accroche et subit un véritable éclate-

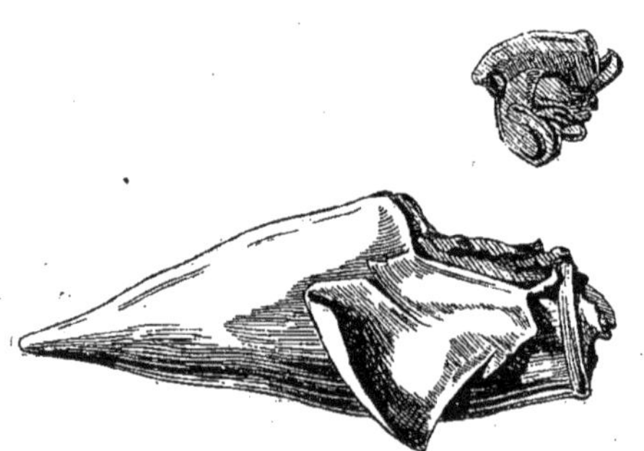

Fig. 8. — Grossi 2 fois.

ment. Le noyau de plomb se morcelle, peut-être en partie fondu par l'échauffement subit, et donne des fragments de dimensions variables.

Nous figurons ici un cas de ce genre. On voit la chemise de maillechort déchirée et retroussée, ainsi que le lingot qui fut extrait de la partie antérieure de l'orbite du caporal T., auteur de ce dessin et de quelques-unes de nos autres figures. Il avait traversé la paupière supérieure, avec simple contusion légère du globe oculaire (*fig.* 7-8).

Nous avons extrait plusieurs fois des corps étrangers de plomb, plus petits, de la face, de la sclérotique ou de la cornée.

L'enveloppe de maillechort, de son côté, quand la destruction de la balle est plus complète, devient un projectile extrêmement meurtrier. Le fragment représenté par la figure 9 avait traversé la paupière supérieure en son centre et se trouvait inclus dans le globe oculaire (*fig.* 10). La plaie cutanée laissait sourdre un peu de corps vitré.

Mais des fragments, même petits, par suite de leur forme irrégulière, de leurs arêtes tranchantes, du mouvement dont ils sont animés, donnent des dégâts considérables. Un sergent blessé au créneau en train de viser fut

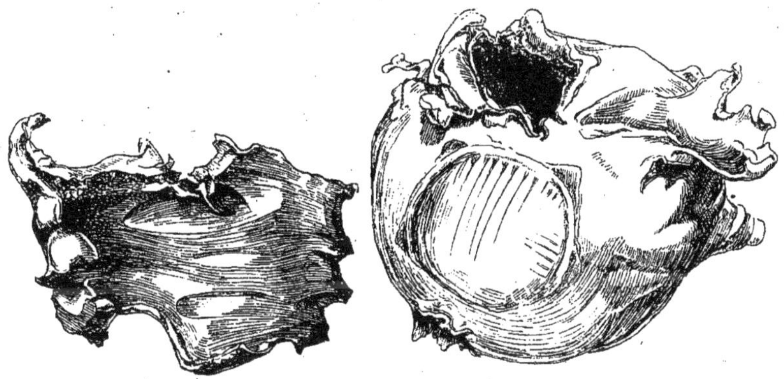

Fig. 9 et 10. — Grossi 2 fois.

atteint par les éclats d'une balle ricochée sur le parapet ou à l'intérieur du créneau. Les deux mains portaient de nombreuses blessures superficielles. Du côté de l'œil droit, le globe était gravement lacéré, la paroi externe de l'orbite était effondrée. Nous n'avons trouvé d'autre projectile qu'un fragment de chemise de balle d'un centimètre carré environ qui était venu s'arrêter sous la peau à la racine du pavillon de l'oreille, au-dessus de l'articulation temporo-maxillaire.

Quand une certaine quantité de plomb reste adhérente à l'enveloppe déchirée, le projectile possédant plus de poids provoque des lésions encore plus graves. Nous avons vu deux cas où la paupière inférieure, le rebord orbitaire et le malaire avaient été arrachés, l'œil complètement lacéré ; chez l'un d'eux l'os maxillaire supérieur avait disparu presque en entier, ainsi que l'apophyse coronoïde, car on voyait le tendon du temporal libre au fond de la plaie.

Shrapnels. — La surface régulière de la balle de shrapnel peut la faire comparer à la balle tirée de plein fouet ; mais son volume est supérieur et sa force vive est moindre. Elle fait des plaies assez régulières, des trajets rectilignes ; elle reste ordinairement dans les régions où elle a pénétré.

Nous avons vu une balle de shrapnel entrer par la tempe gauche, traverser les deux orbites à leur sommet, et venir se loger sous la peau de la tempe droite ; elle fut extraite avec un fragment du bord orbitaire externe droit complètement libéré.

Nous citons un autre cas de blessure par shrapnel au paragraphe des corps étrangers de l'orbite (p. 29).

Éclats d'obus. — Les traumatismes par éclats d'obus sont très variables selon les dimensions du projectile qui les a produits. Les deux types extrêmes sont donnés par le petit éclat, de la dimension d'un gros pois, mais de forme anguleuse, qui vient se loger, par exemple, dans la peau du front en s'arrêtant à l'os, ou dans le globe oculaire où il reste le plus souvent.

Le cas le plus grave sera provoqué par un éclat de dimensions plus grandes, qui entraînera au niveau de toute la région oculaire un grand délabrement. Les paupières sont lacérées en plusieurs endroits, souvent en partie détruites ; le globe oculaire est réduit à l'état d'une véritable loque ; le squelette de l'orbite est fracturé, il y a de nombreuses esquilles et souvent un effondrement des parois vers les sinus ou la cavité cranienne.

PARTIE PRATIQUE

INSTRUMENTS ET MÉDICAMENTS

La boîte chirurgicale n° 8 est spécialement consacrée aux instruments d'ophtalmologie. Nous renvoyons pour sa description à la nomenclature qu'elle contient.

On remarquera qu'elle ne s'adresse qu'à l'une de nos trois régions, au globe oculaire. Pour la région palpébro-cutanée, il faudra faire des emprunts à la boîte de Réunions et Sutures (n° 4): aiguille de Doyen, crin, agrafes de Michel ; pour l'orbite on aura besoin d'un ciseau et d'un maillet, d'une pince-gouge, d'une rugine (boîte n° 2).

Il faudra également un bistouri, une sonde cannelée, une pince à disséquer, des pinces hémostatiques, des écarteurs de Farabeuf.

Enfin il est indispensable de disposer d'aiguilles d'ophtalmologie et de soie tressée telle que l'emploient les oculistes. Un porte-aiguilles approprié est nécessaire, quoique, à la grande rigueur, on puisse le remplacer par une pince hémostatique. Certaines opérations d'urgence, ainsi que la réparation des paupières dilacérées, ne sont possibles qu'avec cette instrumentation.

Des épingles de sûreté, redressées, et dont la pointe aura été recourbée, pourront servir d'érignes et d'écarteurs; une épingle à cheveux, recourbée comme l'indique la figure, donnera un instrument fort commode pour relever les paupières.

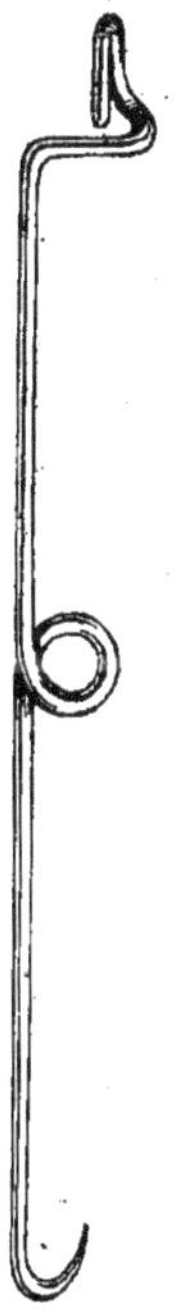

Fig. 11.

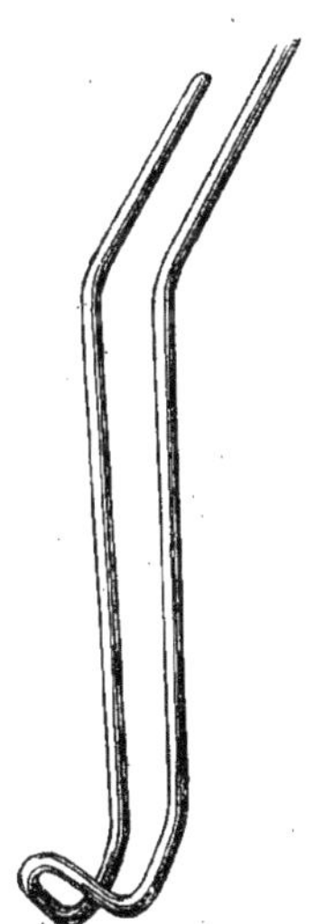

Fig. 12.

Nous mentionnerons les quelques médicaments spéciaux au fur et à mesure de leurs indications.

CONTUSIONS

Les contusions peuvent intéresser les trois régions que nous avons définies au début.

Du côté de *la peau et des paupières*, rien de particulier à signaler qui différencie les traumatismes de guerre de ceux que l'on observe d'habitude.

Ce seront des ecchymoses, des suffusions sanguines plus abondantes, favorisées par la laxité du tissu cellulaire. Ce sera souvent de l'emphysème sous-cutané, en rapport sans doute avec une lésion plus profonde, emphysème qui se résorbe très vite, mais peut se reproduire, tout au moins dans les premiers jours, lorsque le blessé fait effort pour se moucher.

Nous avons observé également des plaies du sourcil par contusion dues, comme l'on sait, à l'action du rebord tranchant de l'orbite.

Du côté de l'*orbite*, à moins qu'il ne s'agisse d'une fracture sérieuse qui se manifestera par une ecchymose plus ou moins tardive ou même par de l'exophtalmie, les simples contusions n'ont d'ordinaire que peu de gravité.

Le traitement de son côté est celui que tout praticien applique couramment : compresses, pansement, repos, etc.

Plus importantes seront les contusions intéressant le *globe oculaire* lui-même. A ce niveau, un traumatisme même limité peut provoquer des désordres assez sérieux quant aux suites fonctionnelles. Citons parmi les plus fréquents : les hémorragies de la chambre antérieure, les déchirures du sphincter irien, ou l'arrachement de la racine de l'iris (irido-dialyse), les luxations ou subluxations du cristallin qui se manifesteront par une déformation de la pupille et du tremblement de l'iris (irido-donésis), les hémorragies du corps vitré, les déchirures de la choroïde, les hémorragies ou le décollement de la rétine, ou même la rupture du globe oculaire.

Dans tous ces cas, la vision est dès l'abord très considérablement diminuée.

Le diagnostic de la plupart de ces lésions nécessite une installation et une instrumentation spéciales, ainsi qu'une certaine pratique.

En outre, le pronostic est souvent assez réservé, et la durée du traitement, quand traitement il y a, est toujours très longue.

Les contusions avec lésions du globe oculaire ne nous paraissent donc pas devoir être traitées dans une ambulance ni même, s'il y a encombrement, dans un hôpital du front.

En somme, en cas de contusion de la région oculaire, nous conseillons d'examiner, même grossièrement, la *vision* de l'œil intéressé, même s'il n'y a pas de lésions apparentes. Si elle est bonne, le blessé pourra être gardé au front, soigné sans difficulté, et guéri rapidement.

Si elle est mauvaise, il n'y a aucune raison de retenir un sujet qui ne pourrait qu'encombrer. Il vaut mieux, à notre avis, l'évacuer sur le service ophtalmologique le plus voisin, d'autant plus que ces blessés supportent facilement un voyage de quelque durée.

BRULURES

A. — La fréquence des *brûlures par aluminium fondu* pour la confection de bagues nous amène à leur consacrer un paragraphe spécial.

Il arrive souvent qu'au moment où l'aluminium en fusion est coulé dans un moule non suffisamment asséché, il se produise une vaporisation instan-

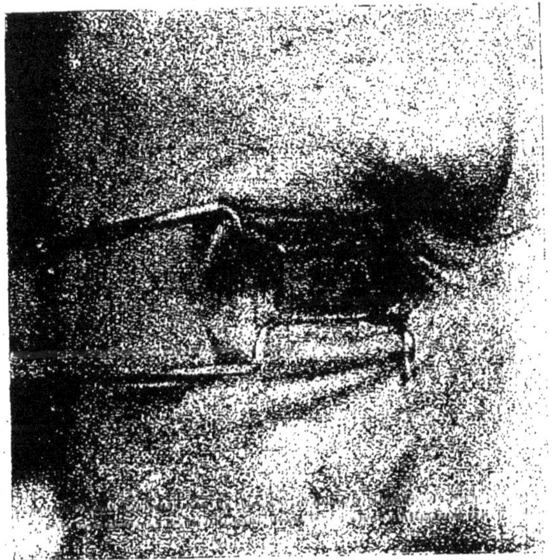

Fig. 13. — Eschare de la moitié inférieure de la cornée par aluminium fondu.

tanée qui projette une plus ou moins grande quantité de ce liquide surchauffé.

Lorsque l'œil est fermé, il ne se produit que des brûlures de la peau, à des degrés divers, dont le traitement n'a rien de spécial au point de vue ophtalmologique.

Quand le globe est touché en même temps, plusieurs éventualités peuvent se présenter.

Si la brûlure n'a pas été trop profonde, et si elle n'intéresse que le cul-de-sac conjonctival, la muqueuse réagit très vivement, présentant un aspect très congestionné, même ecchymotique, desquamant souvent par la suite ; cependant la guérison en est rapide, sans qu'il reste de suites apparentes.

Dans la grande majorité des cas, par contre, où le refroidissement a été plus lent et a permis à la brûlure d'agir plus profondément, on constate une eschare d'étendue variable, sur la face interne de la paupière et au niveau de la conjonctive bulbaire, eschare qui intéresse souvent la sclérotique sous-jacente et les parties voisines de la cornée. Les parties brûlées apparaissent très blanches, limitées par un bord roussi.

Dans ces cas, la cicatrisation se fait par élimination plus ou moins tardive des tissus mortifiés, suivie, infailliblement, malgré toutes les précautions prises, d'une soudure des deux feuillets de la conjonctive ; la paupière est adhérente au globe (symblépharon). On voit souvent se produire de petits bourgeons charnus sur les bords de la cicatrice.

Si la brûlure a été plus profonde encore, c'est-à-dire si elle a intéressé la plus grande partie de l'épaisseur de la coque oculaire, la chute de l'eschare entraîne l'ouverture du globe et l'issue du corps vitré. Il y a alors danger d'infection et tout espoir de conserver quelque vision doit être abandonné.

Conduite à tenir. — Dans les brûlures légères il faut : 1° soulager la douleur; 2° prévenir l'infection conjonctivale qui accompagne toujours la moindre irritation de cette muqueuse.

On instillera donc un peu de cocaïne, de préférence sous la forme que nous décrirons ci-après, et de l'argyrol, antiseptique très actif et non irritant (2 à 3 fois par jour une goutte d'une solution aqueuse à 5 p. 100). — L'œil sera couvert d'un bandeau occlusif léger.

Dans les cas graves, le pronostic quant à la conservation du globe ne peut que rarement être porté dans les premiers temps. Il faut encore soulager la douleur et prévenir l'infection, mais il faut en outre tenter d'enrayer la formation des adhérences.

Dans ce but, on instillera souvent — toutes les deux ou trois heures — une goutte de solution huileuse de cocaïne (chlorhydrate de cocaïne 20 centigrammes, huile d'olives stérilisée 10 centimètres cubes), dont on attend un effet analgésiant et isolant. A l'occasion de chaque pansement, il faudra rompre les adhérences en voie de formation, en passant dans le cul-de-sac l'extrémité de la sonde cannelée ; cette manœuvre est du reste la plupart du temps vouée à l'insuccès.

Quand l'ouverture du globe oculaire s'est produite, il faut pratiquer, sans trop tarder, l'*exentération du globe*. La cicatrice se fera ensuite par rétraction, et se terminera par la symphyse de tout le contenu de l'orbite antérieur, avec occlusion des paupières.

Si le blessé désirait porter de ce côté un œil artificiel, il y aurait lieu de pratiquer ultérieurement une opération plastique de grande envergure et fort délicate, pour refaire une cavité susceptible de recevoir la prothèse.

Cette opération ne peut être mise en question que de longs mois après la fin de la cicatrisation.

EXENTÉRATION DU GLOBE OCULAIRE

MANUEL OPÉRATOIRE

I. *Instruments.* Le blépharostat (boîte n° 8).
La pince à fixation (boîte n° 8), ou une pince à disséquer ordinaire.
Les ciseaux courbes (boîte n° 8).
La curette moyenne (boîte n° 2).

II. *Anesthésie.* Nous avons procédé plusieurs fois à cette opération sous anesthésie locale (cocaïne, adrénaline), l'*anesthésie générale* nous paraît cependant préférable.

III. *Exécution.* Toilette au savon de toute la région périoculaire ; irrigation des culs-de-sac conjonctivaux à l'aide d'une solution de chlorure de sodium à 14 p. 1.000 ou d'oxycyanure de Hg à 1 p. 5.000.

Le blépharostat est mis en place et ouvert au maximum. On glisse une des

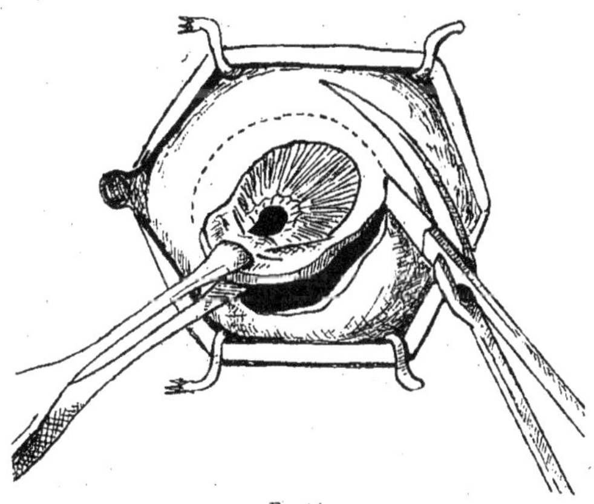

FIG 14.

branches de la pince dans l'orifice du globe oculaire pour permettre une prise solide de la cornée.

A l'aide des ciseaux courbés, on sectionne circulairement le segment antérieur de l'œil en se tenant toujours à 4 millimètres du limbe de la cornée, de façon à passer en avant des insertions musculaires, tout en étant certain d'exciser toute la région ciliaire.

La calotte antérieure étant enlevée, on évacue le contenu de la cavité oculaire à l'aide de la curette, sans craindre de râcler franchement la face interne de la sclérotique. On peut ensuite, par un écouvillonnage à l'aide de gaze ou de coton, s'assurer qu'il ne reste plus rien que la paroi parfaitement blanche.

L'hémorragie n'est pas abondante et s'arrête par la compression du pansement. Il est superflu de mettre une mèche.

Pansement occlusif après instillation d'une goutte d'argyrol, si la réaction conjonctivale était quelque peu sérieuse avant l'opération.

Le malade peut accuser quelques douleurs dans les douze heures qui suivent. Elles ne doivent inspirer aucune inquiétude ; il est loisible de faciliter le sommeil à l'aide d'un cachet si elles sont très violentes.

Les suites opératoires sont des plus simples, mais assez longues. Il vaut mieux renouveler le pansement tous les jours. Au bout d'une semaine, le blessé est en état d'être évacué en cas d'encombrement.

B. — Une autre catégorie de brûlures se produit à propos de grandes *déflagrations* de poudre (travaux de mine, etc.).

Les brûlures de la région palpébro-cutanée se traiteront comme les brûlures de la peau en général. Nous n'avons jamais observé de conséquences graves.

Lorsqu'on écarte les paupières, d'ordinaire fortement tuméfiées, à l'aide du releveur de Desmarres, on voit s'échapper un flot de larmes, et on est surpris de constater, que, dans la majorité des cas, l'œil est indemne.

Il peut arriver cependant que la flamme ou l'irradiation calorique aient atteint la cornée. Cette membrane présente alors un aspect louche ; il ne s'agit d'ordinaire que de lésions très superficielles de l'épithélium cornéen qui se réparent assez complètement. La cornée reprend progressivement sa transparence, puis sa surface achève de se régulariser. Les blessés recouvrent en général une vision très satisfaisante.

Le traitement sera surtout dirigé contre l'infection possible : instillation d'argyrol, pansement occlusif rapidement remplacé par des verres fumés.

L'instillation de cocaïne n'est pas indiquée à cause de son action défavorable sur l'épithélium cornéen.

TRAUMATISMES DE GUERRE PROPREMENT DITS

RÉGION PALPÉBRO-CUTANÉE

1° Peau. — I. **Plaies.** — Les plaies cutanées de la face présentent deux caractères favorables : les infections graves y sont rares, ce qui tient sans doute à l'absence de débris de vêtement, et leur cicatrisation est très prompte. Elles nous imposent, par contre, un devoir particulier, celui de veiller à une réunion aussi favorable que possible au point de vue cosmétique.

C'est pour cette raison que les plaies cutanées devront être, aussi souvent que possible, réunies par des sutures ou par des agrafes, avec un affrontement parfait.

Si elles sont manifestement infectées ou particulièrement contuses, il faudra les nettoyer avec soin, ébarber les parties meurtries ou les extrémités de lambeaux dont la vitalité paraîtrait trop compromise. Cette manœuvre hâte la guérison et a pour autre avantage d'aviver les bords qui doivent se souder.

La désinfection la plus simple nous a paru jusqu'ici la teinture d'iode.

Pour les plaies trop étendues en surface, dont la réunion n'est pas possible, la désinfection se fera à l'aide d'irrigations quotidiennes avec le liquide de Dakin, ou de la liqueur de Labarraque additionnée de 15 parties d'eau.

II. **Corps étrangers.** — Les corps étrangers sont souvent assez profonds car ils ne s'arrêtent, dans bien des cas, qu'au contact de la surface osseuse. Ils seront extraits, ce qui est rarement difficile.

D'une façon générale, il faudra se rendre compte de l'état de l'os ; s'il existe une lésion osseuse, même minime, on devra songer à la possibilité d'une lésion correspondante de la table interne et agir en conséquence (voir le chapitre des plaies du crâne).

Il ne faut pas oublier que les corps étrangers sont *souvent multiples* pour une même plaie, surtout lorsqu'il s'agit de gravier.

Si la chambre d'attrition est particulièrement vaste ou anfractueuse, il sera bon de débrider. La désinfection qui nous a toujours donné satisfaction a été un écouvillonnage à la teinture d'iode, remplacé dans les pansements ultérieurs par l'irrigation à l'hypochlorite.

Une mèche de gaze est d'ordinaire indiquée. On ne fera pas de sutures.

2° Paupières. — Nous avons vu que la paupière se compose, au point de vue chirurgical, de deux parties essentielles, l'une cutanée à laquelle s'applique tout ce qui précède, l'autre fibreuse qui en forme comme le squelette.

C'est particulièrement au niveau des paupières que l'on observe les *réunions rapides en mauvaise position.*

Toute défectuosité dans la forme de la paupière, et en particulier, j'insiste sur ce point, de son *bord libre*, peut avoir une influence néfaste sur son fonctionnement : l'occlusion se fera mal et la protection de l'œil sera insuffisante.

Toutes les fois, donc, qu'une plaie de la paupière aura intéressé le tarse, ou tout au moins lorsque le bord libre aura été sectionné, il faudra porter toute son attention sur la coaptation en bonne position. Il faudra suturer même quand il y aura des raisons de croire que la plaie est infectée.

C'est ici qu'on aura à se servir des aiguilles d'ophtalmologie et de la soie fine.

Quelques points assureront une solide réunion du tarse, un fil spécial, moins profond, sera souvent nécessaire pour parfaire la régularité du bord palpébral lui-même et éviter toute encoche.

Il n'y aura pas grand inconvénient à ce que les fils se trouvent en contact

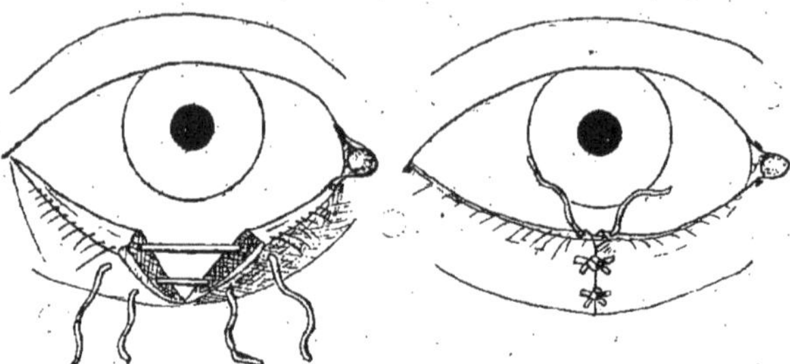

Fig. 15.

avec la conjonctive, sauf, peut-être, dans les parties centrales de la paupière supérieure à cause des lésions possibles de la cornée. Cependant je conseille de procéder, quand on le pourra, comme dans le cas cité plus loin en exemple.

On se trouvera bien, avant d'appliquer le pansement, d'enduire les

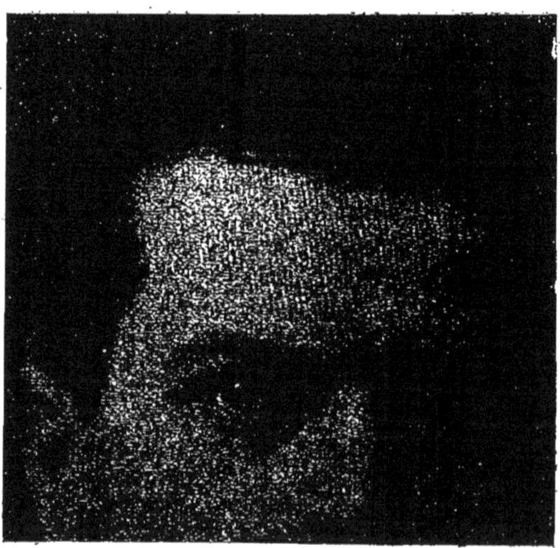

Fig. 16.

sutures de vaseline stérile ou de pommade de Reclus pour éviter tout tiraillement lors des pansements ultérieurs.

Il faut recommander également au malade d'éviter le clignement, car la contraction des deux portions de l'orbiculaire sectionné tend à écarter les lèvres de la plaie.

La seule infection un peu à craindre serait, peut-être, une poussée légère d'érysipèle ; un attouchement à la teinture d'iode au moment du pansement quotidien me paraît devoir suffire à l'écarter.

Il peut arriver que le délabrement est si important que même une fois suturée la paupière, quoique restaurée, se trouve en mauvaise position ou menacée de rétraction cicatricielle. Il sera très indiqué dans les cas de ce genre de pratiquer la *tarsorraphie*, autrement dit la suture des deux paupières ; cette opération est très simple, nous y reviendrons à propos des plaies étendues par éclats d'obus (p. 47).

Voici deux exemples de plaies isolées de la paupière.

1° Le soldat V. présente au niveau de la partie médiane de la paupière inférieure droite une section complète allant jusqu'au cul-de-sac, et très nette, produite par un débris de chemise de balle. Il est blessé de la veille.

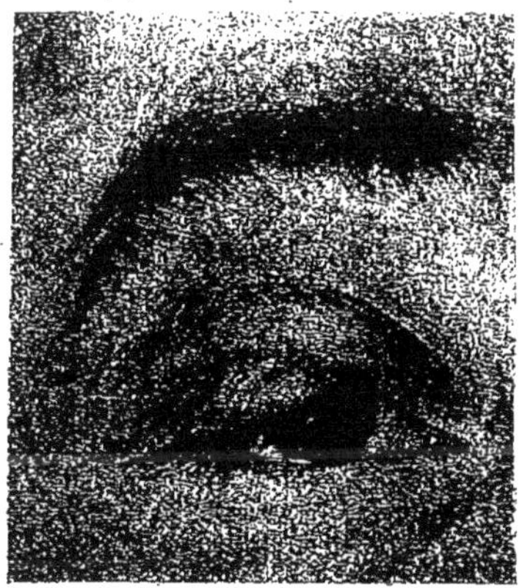

Fig. 17.

On assure la réfection du squelette à l'aide de deux fils passés profondément dans l'épaisseur du tarse, sans aller jusqu'à la conjonctive. Un troisième fil affronte les deux lèvres du bord libre (*fig.* 15).

La photographie (*fig.* 16) prise le 11e jour montre qu'il n'y a aucune encoche. L'occlusion des paupières se fait parfaitement.

2° Le soldat G. a la paupière supérieure droite lacérée par un crochet; à son arrivée dans le service, quinze jours après, nous constatons qu'on lui a fait une suture, au crin, de la *peau*, sans tenir compte du *tarse*. Cet organe s'est cicatrisé d'une façon très irrégulière. La paupière présente l'aspect que montre la photographie (*fig.* 17). Il sera nécessaire de procéder dans quelque temps à une nouvelle opération.

ORBITE

I. **Plaies.** — L'orbite peut être intéressée seule par un corps vulnérant sans que le globe oculaire soit atteint.

A. — Si le coup est venu d'en avant, il traversera le plus souvent, mais non toujours, les paupières. La direction de la plaie, la nature de l'agent qui l'a produite, donneront des indications sur la profondeur du traumatisme (Cf. l'exposé anatomique).

En dehors du globe oculaire il n'y a pas lieu de se préoccuper des organes qui ont pu être intéressés. S'il y a eu lésion d'un muscle, ce qui pourrait se traduire ultérieurement par une diplopie gênante, une intervention chirurgicale pourra être indiquée pour remédier à cet inconvénient ; elle demande une pratique toute spéciale de l'ophtalmologie, et, de toutes façons, ne pourra être entreprise que beaucoup plus tard.

Nous avons vu que le tissu cellulaire de l'orbite se défend admirablement ; les blessures simples sont donc, en général, peu graves. Il peut être utile cependant d'introduire à travers l'orifice d'entrée un petit drain, que l'on conduira aussi loin qu'il pénétrera sans difficultés. On pourra le supprimer rapidement quand la menace d'infection aura disparu.

B. — L'orbite peut encore être lésée dans ses parties postérieures par un corps vulnérant pénétrant latéralement. Le cas le plus fréquent est le trajet d'un projectile.

Nous avons vu souvent ces blessures n'être suivies d'aucune réaction sérieuse du tissu orbitaire et nous avons pu nous abstenir de toute intervention.

Cependant il arrive que le tissu cellulaire manifeste des signes d'inflammation (*cellulite orbitaire*). On le reconnaîtra aux signes suivants :

Il peut y avoir de la *température.*

Le globe oculaire est poussé en avant. *Exophtalmie* plus ou moins accentuée, qui peut d'ailleurs tenir à une simple hémorragie.

La conjonctive est rouge et œdémateuse. *Chémosis.*

Les paupières elles-mêmes sont gonflées.

Dans ce cas, je me suis toujours bien trouvé d'un simple drainage de l'orbite par introduction d'un drain de grosseur appropriée dans le trajet du projectile.

Lorsque l'inflammation, de simple cellulite, est devenue *phlegmon de l'orbite,* il faudra drainer plus copieusement. Si le pus a eu le temps de fuser en avant et de venir faire une saillie nette et fluctuante, c'est en ce point qu'il faudra inciser la peau, élargir à la sonde cannelée et introduire un drain. Si l'on a été averti à temps, ou si les symptômes généraux sont particulièrement accentués, il faudra inciser largement au lieu d'élection, c'est-à-dire en bas et en dehors (se rappeler la direction des parois de l'orbite).

L'accès anatomique de la cavité close que forme l'orbite serait le cul-de-sac conjonctival, cependant la présence d'un drain à ce niveau empêcherait la fermeture des paupières et exposerait le globe oculaire. Il faut donc inciser au niveau de la peau et traverser le septum orbitale. Jusqu'à ce niveau on se servira du bistouri ; plus loin on fera la voie au drain à l'aide de la sonde cannelée ; on peut avancer hardiment si l'on a bien pris ses repères.

Si l'on n'a pas une évacuation de pus immédiate, il peut se faire qu'on ait agi trop tôt. L'opération aura quand même une influence favorable sur la maladie.

Les phénomènes réactionnels peuvent tenir à la présence de débris osseux. S'ils sont de dimensions considérables, les caractéristiques du traumatisme le font prévoir et il y a lieu de les éloigner. Le mieux est, à notre avis, de les chercher à travers la plaie elle-même agrandie.

Le phlegmon peut encore tenir à un corps étranger méconnu ; dans le doute la radiographie est toujours indiquée.

II. **Corps étrangers.** — A. — Des corps étrangers peuvent se loger dans la cavité orbitaire *sans léser le globe oculaire,* du moins d'une façon apparente.

Il en est qui pénètrent à travers la conjonctive, particulièrement au niveau de l'angle interne. Cependant la plupart du temps ils traversent les paupières et souvent le squelette.

La conduite à tenir nous paraît dépendre pour une grande part de leurs dimensions et des dégâts qu'ils ont produits.

Avant toute intervention il faut posséder une radiographie, bien faite et suivant deux orientations différentes, afin de les localiser.

Il faudra, lorsqu'on sera en possession de ces données, se rappeler la situation exacte du globe oculaire, se rendre compte si cet organe ne se trouve pas sur le trajet, et, par conséquent, n'a pas été intéressé. Il n'est pas rare, en effet, qu'un projectile laboure le globe au passage, ou même le traverse de part en part. Quand on aura des doutes à ce sujet, il faudra intervenir avec de grandes précautions afin d'éviter d'infecter l'œil, ou tout au moins d'aggraver les dégâts dont il peut être le siège (V. les observations citées plus loin).

Il est certain qu'il est toujours préférable d'extraire primitivement les corps étrangers de l'orbite comme ceux de toute autre région, mais il est bon de se rappeler qu'il n'y a jamais de débris de vêtements qui viennent compliquer la situation, et que le tissu cellulaire de l'orbite fait preuve d'une grande capacité de défense et d'une tolérance très particulière pour les corps étrangers. Très rapidement la réaction locale est suivie de la formation d'un tissu conjonctif qui enferme l'hôte. On connaît également bon nombre d'observations où un corps étranger, toléré assez longtemps, a fini par être éliminé dans un abcès facile à ouvrir et sans conséquences sérieuses.

En présence, donc, d'un corps étranger intra-orbitaire, avec orifice d'entrée palpébral, il faut, à l'aide de la sonde cannelée, ou mieux à l'aide de l'une des sondes à voies lacrymales de la boîte n° 8, explorer le trajet avec le plus de précautions possible, afin d'éviter toute lésion vasculaire, nerveuse ou même musculaire. Le tissu cellulaire, très cloisonné, qui remplit l'orbite rend très souvent cette recherche infructueuse lorsque le fragment est petit ; la moindre interposition de tissu s'opposant à toute sensation métallique. Il faudra diriger sa sonde un peu en tous sens, mais lorsqu'on arrivera à craindre que les dégâts qu'on pourrait provoquer risquent d'être plus grands que ceux du corps étranger lui-même, il vaudra mieux arrêter les recherches et attendre les événements.

L'introduction d'un drain n'est pas strictement indispensable dans tous les cas ; lorsque le corps étranger est assez grand pour que son trajet soit de calibre à recevoir un drain, il est rare que l'exploration n'ait pas permis de le trouver et de l'extraire.

D'une façon générale, de petits drains, de la grosseur d'une plume d'oie, sont cependant fort utiles en présence de phénomènes inflammatoires, et jusqu'à la disparition de ceux-ci.

Lorsque le corps étranger est de dimensions telles qu'il est impossible qu'il soit toléré, son extraction s'impose. Dans ce cas le plus tôt sera le mieux. La voie d'accès la plus simple sera celle de son trajet de pénétration ; il n'y a guère à craindre de provoquer des lésions plus graves que celles qu'il a produites lui-même.

Quand le corps étranger intra-orbitaire a pénétré dans cette cavité par des voies détournées, c'est-à-dire lorsqu'un projectile a traversé le nez, l'éthmoïde ou l'orbite du côté opposé, son trajet de pénétration serait trop profond pour qu'on aille le chercher par cette voie. Il faudra alors agir sur l'orbite elle-même.

On aura le choix entre l'*orbitotomie externe* qui consiste à inciser en avant, au niveau du bord orbitaire, et à s'insinuer jusqu'en arrière du globe en réclinant celui-ci fortement. Cette méthode ne donne pas beaucoup de jour. Je crois qu'il faut lui préférer la méthode par résection temporaire de la paroi externe de l'orbite, connue sous le nom d'*opération de Krœnlein*, plus ou moins modifiée.

OPÉRATION DE KRŒNLEIN

MANUEL OPÉRATOIRE

Instruments : Bistouri, rugine (boîte n° 2).
Ciseau et maillet —
Écarteurs.
Pinces hémostatiques.
Sonde cannelée.
Aiguille de Doyen, crin (boîte n° 4).

Anesthésie générale.

Exécution : Sourcil et tempe rasés. Désinfection de la peau.

Incision cutanée profonde, suivant une ligne courbe à convexité antérieure, partant d'un point situé un peu au-dessus de la queue du sourcil, à 2 centimètres en arrière du bord orbitaire, passant à 1 centimètre environ de l'angle externe de l'œil et finissant au-dessus de l'arcade zygomatique, verticalement au-dessous de son point de départ.

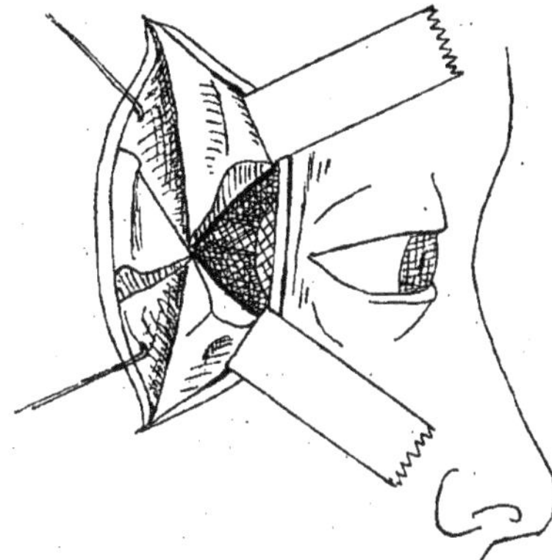

Fig. 18 — Opération de Krœnlein

On écarte la peau en avant, et on désinsère le périoste de l'orbite de la paroi externe. Il se décolle assez facilement.

Puis, en protégeant le globe oculaire, qu'on récline en dedans avec tout le contenu de l'orbite, on taille un volet osseux triangulaire au ciseau. La base du triangle est formée par le bord externe de l'orbite, les deux côtés par les deux sections osseuses. La supérieure commence un peu au-dessus de la suture fronto-malaire, l'inférieure à la base de l'apophyse orbitaire du malaire et elles convergent vers la partie antérieure de la fente sphéno-maxillaire. La paroi devient assez mince aussitôt qu'on a franchi la margelle même de l'orbite. Il faut éviter les esquilles.

On récline ensuite en dehors le volet osseux en même temps que le lambeau cutané.

Après extraction du projectile, on replace le volet ; on suture en haut et en bas ; un drainage de quelques jours est très indiqué.

B. — En réalité, dans la majorité des cas, les corps étrangers de l'orbite n'intéressent pas cette cavité seule. Le *globe oculaire est atteint.* En dehors des lésions visibles, les caractéristiques (direction, dimensions du corps étranger probables ou reconnues à la radioscopie) permettent ordinairement de porter ce diagnostic d'emblée.

Les indications de l'extraction dépendront souvent de l'état de l'œil.

Si, comme c'est le cas le plus fréquent, ce dernier est gravement atteint, l'énucléation peut s'imposer, et l'accès jusqu'au projectile sera facile. Il ne faudra pas craindre, pour cette recherche, d'explorer franchement l'orbite à l'aide de l'index préalablement trempé dans de la teinture d'iode forte. On aura ainsi des indications précises et on ne risquera pas de tâtonner aux environs du corps étranger, qui peut être englobé dans le tissu cellulaire ou même dans un muscle.

Si les lésions du globe oculaire ne sont pas très graves en apparence, comme le fait peut se produire quand un projectile de petites dimensions a traversé cet organe de part en part, je crois qu'il est préférable d'attendre les événements. Les plaies oculaires peuvent, en effet, se cicatriser, et le corps étranger peut être toléré comme nous l'avons signalé plus haut. Son extraction se fera plus tard, s'il y a lieu.

Enfin, il est des cas fréquents où le globe oculaire a été lésé dans ses parties équatoriales, ou même postérieures, c'est-à-dire où il n'y a pas de plaie apparente au niveau des parties accessibles à la vue.

Il est important de diagnostiquer une lésion de ce genre. En cas de pro-

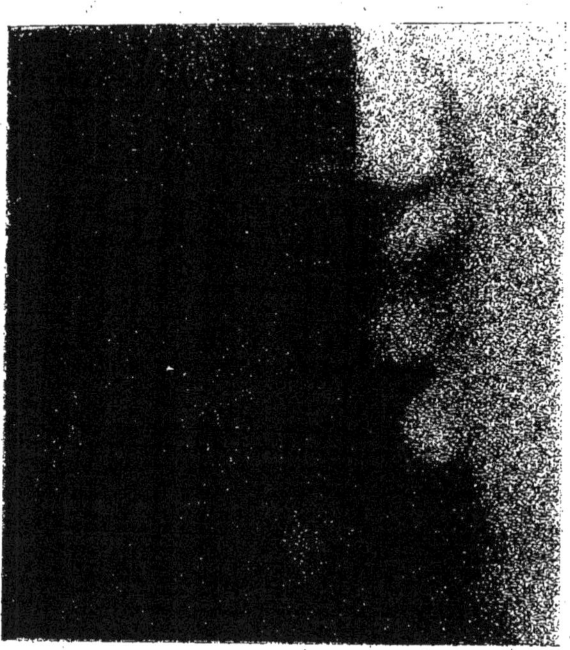

Fig. 19.

babilité, il vaut mieux, la plupart du temps, s'abstenir d'explorer à la sonde, de crainte d'aggraver les désordres dont l'œil peut être le siège. Il vaut mieux se baser sur les signes suivants :

1° La *vision est abolie*, ou réduite à la simple sensation lumineuse ;

2° L'œil présente de la rougeur, en particulier de l'*injection périkératique*, indépendamment, bien entendu, du chémosis ou des ecchymoses qui peuvent être le fait du traumatisme orbitaire seul ;

3° Et c'est le point le plus important, le globe oculaire est *hypotone*, il est mou, ou même flasque, du fait de la perte habituelle de corps vitré.

Ici il faut quelque discernement. Un globe complètement flasque, c'est-à-dire selon toute probabilité largement lacéré, pourra être énucléé primitivement sans arrière-pensée. Le corps étranger sera extrait ensuite.

Si l'on présume que les lésions du segment postérieur sont de bénignité suffisante pour que l'organe puisse se cicatriser et être conservé, on pourra encore attendre les événements. Toute tentative d'extraction à ce moment pouvant aggraver l'état de l'œil.

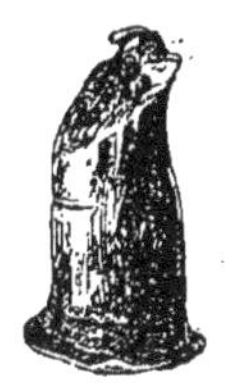

Fig. 20. Grossi 2 fois.

Si les circonstances s'y prêtent, un blessé de ce genre peut être évacué sur un service spécial même s'il doit n'y arriver qu'au bout de vingt-quatre à quarante-huit heures.

Si les signes d'inflammation de l'œil s'accentuent (injection périkératique intense, douleur à la pression) et surtout s'il apparaît de l'infection (panophtalmie) dont les signes seront l'aspect purulent de la pupille, un iris vert jaunâtre, une humeur aqueuse louche, il faudra énucléer sans retard (Voir page 42).

Observations

1° Le tirailleur Kr. ben M., blessé au créneau (bouclier de fer), présente

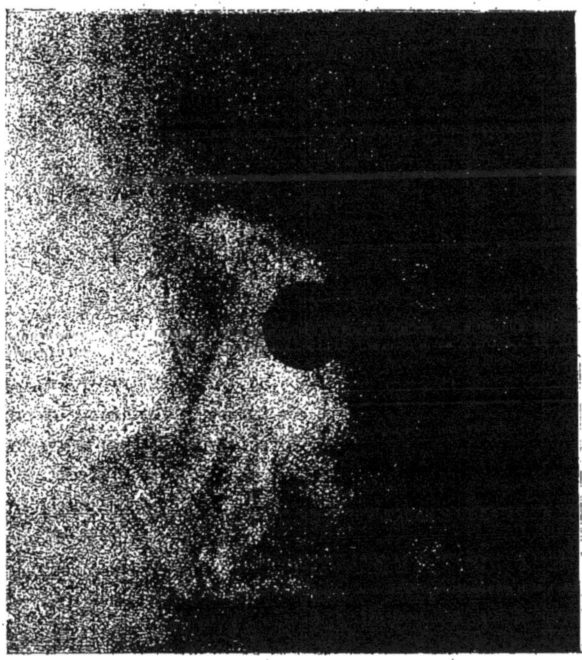

Fig. 21.

au niveau de l'angle interne, entre les paupières, une plaie de la conjonctive. Le globe oculaire est contusionné ; la vision diminuée par hémorragie intra-oculaire. Chémosis. Exophtalmie modérée.

La radiographie montre la présence d'un corps étranger — un rivet — qui est extrait sans difficulté à travers le trajet de pénétration (*fig.* 19-20).

2° Le soldat Rab., blessé par un shrapnel, présente au niveau de la commissure externe des paupières une plaie relativement plus importante. Le globe oculaire est déplacé en dedans et notablement poussé en avant. La vision est diminuée.

La radiographie montre le projectile situé en arrière de l'équateur du globe (*fig.* 21).

On fait une incision perpendiculaire au bord externe de l'orbite, on

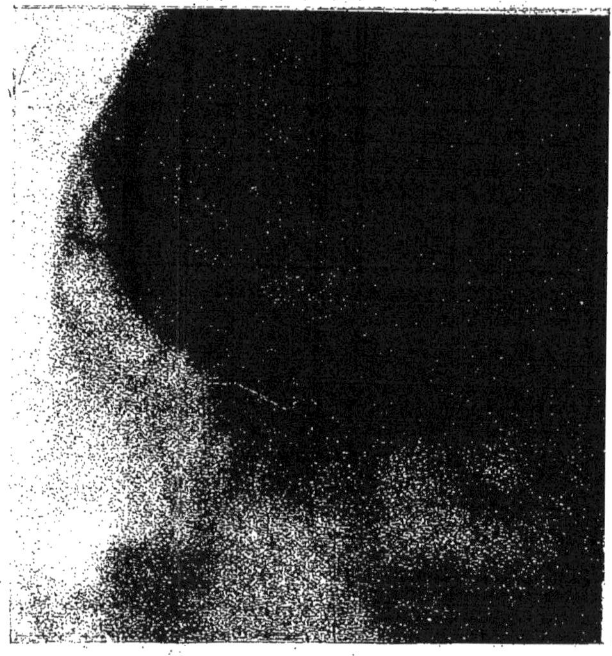

Fig. 22.

récline en haut et en bas. On extrait le shrapnel ainsi que quelques esquilles osseuses. Le traumatisme a réalisé, pour ainsi dire, une opération de Krœnlein atypique.

3° Le soldat Th. présente au niveau de la paupière supérieure gauche une petite plaie, à laquelle correspond une plaie de la conjonctive, au-dessus du globe oculaire. L'œil ne présente aucun signe d'inflammation, mais les milieux profonds sont troubles ; il est un peu hypotone.

La radiographie montre un petit corps étranger, très haut situé, tout contre la voûte orbitaire, et assez loin en arrière (*fig.* 22).

L'exploration à l'aide d'une sonde à voies lacrymales mène directement dans la cavité vitréenne ; on cesse toute manœuvre.

Les symptômes inflammatoires diminuent progressivement ; l'exophtalmie disparaît. Le blessé est envoyé en convalescence au bout de vingt jours, en parfait état, en dehors de la diminution d'acuité visuelle.

4° Le soldat Dh. porte à la partie supéro-interne de la paupière supérieure droite une plaie de petites dimensions. Il y a de l'exophtalmie et un

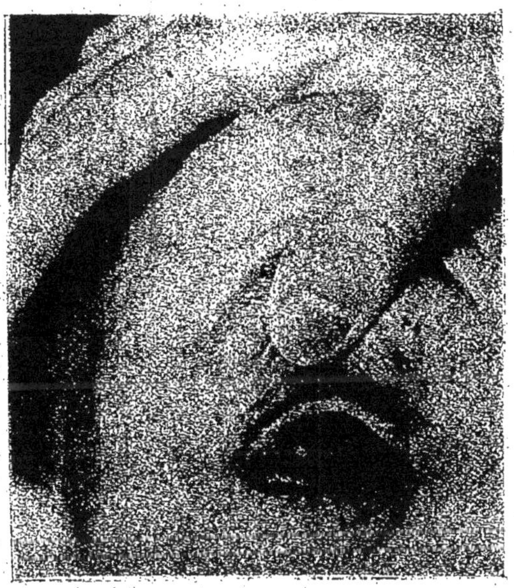

Fig. 23.

chémosis relativement intense (déjà moins accentué sur la photographie prise dix jours après la blessure (*fig.* 23). L'œil présente une hémorragie de la chambre antérieure ; il est franchement hypotone ; le fond d'œil n'est pas visible. Le globe a certainement été intéressé dans son segment postérieur.

A la radiocospie on constate un corps étranger de l'entonnoir orbitaire, non mobile avec les mouvements du globe (*fig.* 24).

On s'abstient de toute intervention de peur d'infecter l'œil ou d'augmenter la perte probable de corps vitré.

Sous l'influence de pansements tièdes, le chémosis rétrocède en peu de jours et les douleurs disparaissent.

Le blessé est dirigé sur l'intérieur par suite des circonstances. L'ablation du corps étranger pourra se faire plus tard dans de meilleures conditions.

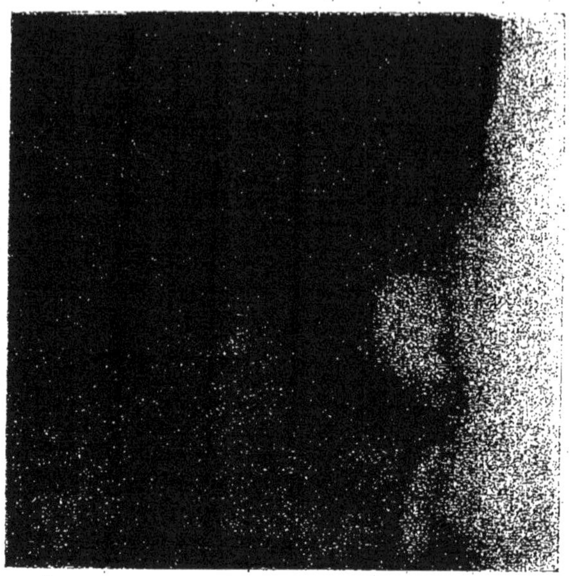

Fig. 24.

GLOBE OCULAIRE

Nous étudierons successivement les plaies et les corps étrangers selon leur siège au niveau des trois régions que nous avons définies au début.

I. **Plaies.** — A. Cornée. — Les plaies de la cornée peuvent être superficielles ou perforantes.

Les plaies *superficiellès* se réduisent quelquefois à de simples érosions de l'épithélium, petites éraflures ou pertes de substance étendues, souvent difficilement visibles.

Il est toujours utile de se rendre un compte exact de leur importance, et pour cela rien n'est plus pratique que l'instillation d'une goutte de solution de bleu de méthylène à 10 p. 100. Les parties dénuées d'épithélium se colorent en bleu.

Les lésions purement épithéliales se guérissent d'ordinaire sans laisser de traces.

Si la blessure a intéressé le parenchyme, il restera une cicatrice apparente de nature à entraver la vision, selon qu'elle est plus ou moins centrale, plus gênante souvent à cause de la déformation qu'elle entraîne qu'à cause de son opacité elle-même.

Le *traitement* n'aura qu'un but : éviter l'infection.

Il consistera en application, une fois par jour, de pommade iodoformée à 2 p. 100, à condition qu'elle soit préparée d'une façon parfaite ; en instillations répétées, deux fois ou davantage dans la journée, d'une solution d'argyrol à 10 p. 100. Le collargol est, peut-être, encore plus actif contre les infections de la cornée, mais la solution demande à être récemment et convenablement préparée ; il vaut mieux ne l'employer qu'à 5 p. 100.

Le meilleur remède est d'ailleurs le contact de la paupière ; c'est pourquoi un pansement occlusif sera toujours appliqué jusqu'à ce que la cornée ne prenne plus le bleu.

D'une façon générale, il peut être indiqué d'instiller dès le début une goutte de solution d'atropine à 1 p. 100 pour parer à tout retentissement du côté de l'iris. Si l'iritis se déclare, ce que l'on reconnaîtra à une rougeur plus intense et un peu plus violacée du pourtour de la cornée, au rétrécissement de la pupille, et à la teinte plus ou moins verdâtre que prend l'iris dans les cas prononcés, les instillations d'atropine seront plus fréquemment répétées, trois ou quatre fois par jour, ou davantage, jusqu'à dilatation pupillaire satisfaisante. On se contentera ensuite d'entretenir cette dilatation jusqu'à cessation des phénomènes inflammatoires.

Les efforts dirigés contre l'infection peuvent se montrer impuissants ; il se déclarera alors ce qu'on appelle un *ulcère infectieux*, ordinairement accompagné d'hypyon.

On appliquera le même traitement avec plus d'intensité, le collargol en particulier, mais il faudra surveiller avec soin les progrès du mal en profondeur et en étendue.

Si la zone infectée paraît avoir tendance à gagner les parties centrales de la cornée, il pourra être indiqué d'arrêter sa marche par une cautérisation ignée. A défaut de galvanocautère, l'un des deux crochets à strabisme de la boîte n° 8, porté au rouge dans la flamme d'une lampe à alcool, fera très parfaitement l'affaire.

Il faut cautériser un peu au delà de la zone infiltrée, car les microbes se trouvent dans le parenchyme cornéen presque en tissu transparent. Il ne faut pas craindre de cautériser profondément, une cornée infiltrée étant plus épaisse qu'une cornée saine. On agira également sur tout le fond de l'ulcère. La perforation, avec issue d'humeur aqueuse, ne doit pas être considérée comme un accident grave.

La cautérisation ne doit pas être faite sans indication formelle, car elle laisse toujours une cicatrice.

Si la chose est possible, il vaut mieux évacuer ces malades sur un centre spécialisé, où d'autres interventions plus délicates seront tentées, d'autant plus que la durée du traitement, jusqu'à consolidation, s'étend toujours sur un grand nombre de semaines, et que les suites fonctionnelles sont réservées.

Les *plaies perforantes*, lorsqu'elles intéressent la cornée seule, se soigneront comme les plaies superficielles.

L'infection n'est pas plus fréquente, mais elle peut avoir des suites immédiates plus importantes du côté de l'iris et des autres parties plus profondes de l'œil.

Si les lèvres sont bien coaptées, ce qui est le cas le plus ordinaire, il est rare que l'on ait à craindre une infection secondaire. On pourra se contenter d'appliquer le traitement décrit plus haut.

Quand la blessure est irrégulière ou étoilée, il peut persister une communication entre la chambre antérieure et le dehors. Il est de la plus haute importance d'obtenir rapidement une occlusion parfaite.

Toutes les fois, donc, qu'on se trouvera en présence d'une plaie cornéenne il faudra se rendre compte de la profondeur de la chambre antérieure. Si elle est diminuée, c'est que l'humeur aqueuse, qui se rétablit très rapidement dans les plaies fermées, continue à s'écouler ou simplement à sourdre.

Il faut alors pratiquer un *recouvrement conjonctival par glissement*, opération très simple et opération d'urgence par excellence (Voir plus bas le manuel opératoire).

Une plaie perforante de la cornée peut intéresser les organes sous-jacents.

Si elle est centrale, elle viendra lacérer la capsule du cristallin et même son tissu propre; l'humeur aqueuse, en s'infiltrant, provoque la formation d'une *cataracte traumatique* qu'il pourra être indiqué d'opérer ultérieurement. Cette opération n'est jamais urgente. Il vaudra mieux, par conséquent, évacuer les blessés de cette catégorie sur un service ophtalmologique. Il arrive quelquefois que le gonflement du cristallin provoque de l'hypertension ; une opération précoce peut alors devenir nécessaire, mais il est exceptionnel que cette indication se présente avant le 6e ou le 8e jour.

Plus périphérique, la plaie perforante de la cornée, surtout si elle est étendue ou irrégulière, s'accompagne souvent de *prolapsus de l'iris*, cette membrane ayant été entraînée au dehors par l'issue de l'humeur aqueuse.

L'iris, qui n'est autre chose que le prolongement en avant du corps ciliaire, est exposé à l'infection qui entraînerait fatalement des désordres extrêmement graves du côté de l'œil blessé, et même du côté opposé.

Il est urgent de parer à ces accidents. Il faut réséquer l'iris prolabé et pratiquer un recouvrement conjonctival par glissement.

RECOUVREMENT CONJONCTIVAL

MANUEL OPÉRATOIRE

I. *Instruments.* Le blépharostat................ (boîte n° 8)
La pince à fixation............ —
La pince à iris.................. —
La pince-ciseaux............. —
Les ciseaux courbes........... —
Un crochet à strabisme .... —
Deux ou quatre aiguilles enfilées de soie fine.
Un porte-aiguilles (pince de Kocher).
Une lampe à alcool.

II. *Anesthésie.* Instillation répétée six à huit fois en dix minutes d'une solution de chlorhydrate de coçaïne à 4 p. 100. Quelques gouttes d'adrénaline facilitent considérablement l'opération.

III. *Exécution.* Malade couché. Toilette de la région périoculaire. Irrigation des culs-de-sac à l'aide d'une solution stérile de chlorure de sodium à 14 p. 1.000 ou d'oxycyanure de Hg à 1 p. 5.000.

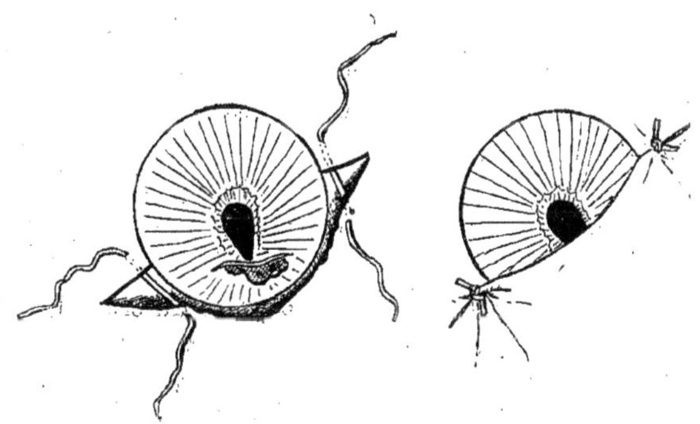

Fig. 25. — Recouvrement de la partie inféro-latérale de la cornée (prolapsus de l'iris).

Le blépharostat mis en place, on saisit le lambeau d'iris prolabé et on l'attire à soi, entre les mors de la pince-ciseaux toute prête à intervenir, de façon à faire sortir encore toute la portion qui se trouvait pincée entre les lèvres de la plaie ; on sectionne au ras de la cornée.

On cautérise la plaie à l'aide du crochet à strabisme porté au rouge dans la flamme de la lampe à alcool.

On sectionne ensuite la conjonctive le long du limbe cornéen, du côté le plus rapproché de la plaie et sur une étendue plus ou moins grande selon la surface de cornée à recouvrir, et on libère la conjonctive, à grands coups de ciseaux, de ses adhérences avec le globe, de façon à faciliter son glissement.

Aux deux extrémités de l'incision périkératique, on excise un triangle de conjonctive, comme l'indique la figure 25.

Deux fils sont alors introduits à travers la conjonctive libérée, à un écartement convenable, et pas trop près du bord sectionné ; les aiguilles sont passées

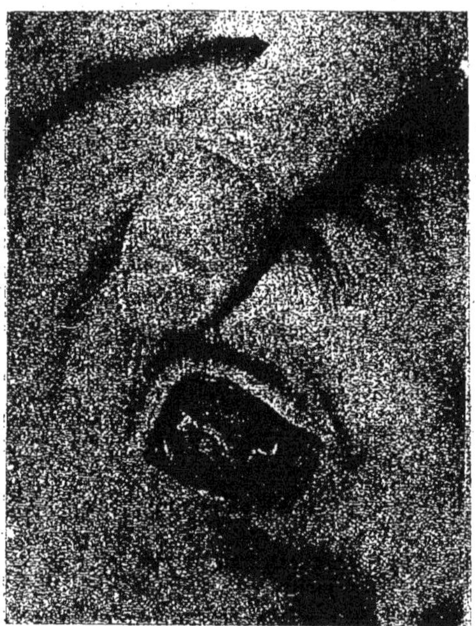

FIG. 26. — Recouvrement de la partie supéro-interne de la cornée (le 2e jour).

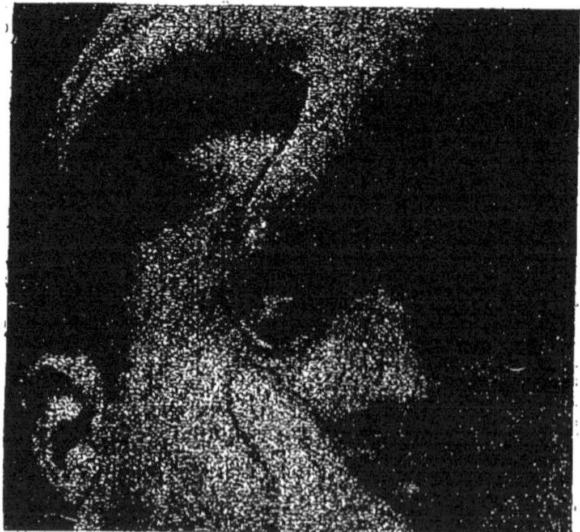

FIG. 27. — Recouvrement de la partie supéro-externe (après consolidation définitive).

ensuite dans la conjonctive bulbaire encore adhérente, au delà des triangles excisés.

En serrant les fils on doit obtenir un recouvrement de la partie correspondante de la cornée (*fig.* 26).

On peut arriver, en cas de besoin, à recouvrir la totalité de la cornée.

Éviter que les fils ne passent sur la cornée ; que les bouts coupés ne viennent en contact avec cette membrane. Veiller à ce que la conjonctive ne s'enroule pas au moment où elle est avancée.

Les fils doivent être laissés le plus longtemps possible, jusqu'à une semaine.

La conjonctive se rétracte ensuite très rapidement, mais reste adhérente au point où sa face profonde a été en contact avec la plaie cautérisée (*fig.* 27).

B. Région ciliaire. — Lorsqu'une plaie intéresse la région ciliaire, le pronostic, *a priori*, devient plus réservé, comme nous l'avons déjà indiqué.

S'il n'y a pas d'infection déclarée, il est très indiqué de pratiquer de bonne heure un recouvrement conjonctival. Cette autoplastie sera tout à fait indispensable si le contenu de l'œil fait hernie. Les lambeaux d'iris ou de corps ciliaire, ou, encore, la perle de corps vitré, seront soigneusement réséqués à l'aide de la pince-ciseaux. La sensibilité particulière de la région interdit de pratiquer une suture des parois elles-mêmes du globe oculaire comme cela se fait pour les plaies sclérales (Voir plus loin).

Quand l'infection est manifeste, dans la plaie, ou seulement au niveau de la conjonctive, l'expérience m'a prouvé qu'il vaut mieux s'abstenir. Il faudra alors s'en tenir aux lavages à l'oxycyanure de Hg (1 p. 5.000), ainsi qu'aux instillations d'argyrol ou de collargol ainsi qu'à l'introduction de pommade iodoformée à 2 0/0. L'atropinisation est toujours indiquée. Un pansement occlusif est de règle, bien entendu.

Dans les cas favorables, il y a consolidation avec conservation souvent très bonne de la vision (sauf en cas de cataracte traumatique). Dans les cas défavorables, on assiste soit à l'évolution d'une infection subaiguë, suivie très rapidement d'atrophie du globe, et très dangereuse pour l'autre œil, soit à l'éclosion d'une panophtalmie qui obligera à intervenir d'urgence.

La *panophtalmie*, comme son nom l'indique, est l'infection de la totalité de l'œil. L'iris est gris verdâtre ; le liquide de la chambre antérieure est louche ; la pupille laisse apercevoir un corps vitré d'aspect plus ou moins purulent ; la conjonctive bulbaire est très rouge et chémotique, l'œil paraît augmenté de volume ; les paupières sont œdémateuses.

En présence d'une panophtalmie après plaie de la région ciliaire, aucune hésitation n'est permise, il faut supprimer l'œil malade. L'énucléation me paraît le procédé de choix, à cause de la simplicité des suites opératoires, et parce qu'il est sûrement radical (V. manuel opératoire, p. 42).

C. Sclérotique. — Les plaies de la sclérotique, en dehors de la région ciliaire, seront encore traitées différemment selon que l'infection est déclarée ou non au moment où le blessé se présente.

Dans ce dernier cas, il est nécessaire de mettre rapidement le contenu de l'œil à l'abri de toute infection, à cause des conséquences au point de vue de la vision, et des dangers de retentissement sur l'autre œil. Pour cela, il faut pratiquer une suture suivie de recouvrement conjonctival par glissement, après résection du corps vitré hernié.

Si l'on dispose de catgut assez fin pour être employé dans les aiguilles ophtalmologiques, on pourra appliquer un ou deux points spéciaux sur la sclérotique, et recouvrir ensuite. Pour ma part, j'ai été amené à préférer la petite opération suivante qui m'a toujours donné de bons résultats.

SUTURE SCLÉRALE AVEC RECOUVREMENT CONJONCTIVAL EN UN SEUL TEMPS

MANUEL OPÉRATOIRE

I. *Instruments.*	Blépharostat.................	(boîte n° 8)
	Pince à fixation.............	—
	Ciseaux courbes..............	—
	Pince-ciseaux................	—
	Un fil de soie assez long armé de deux aiguilles.	
	Porte-aiguilles.	
II. *Anesthésie.*	Instillation, six fois en dix minutes, d'une solution de cocaïne à 4 p. 100. L'adrénaline facilite l'opération.	
III. *Exécution.*	Toilette périoculaire. Irrigation des culs-de-sac avec une solution de chlorure de sodium à 14 p. 1.000.	

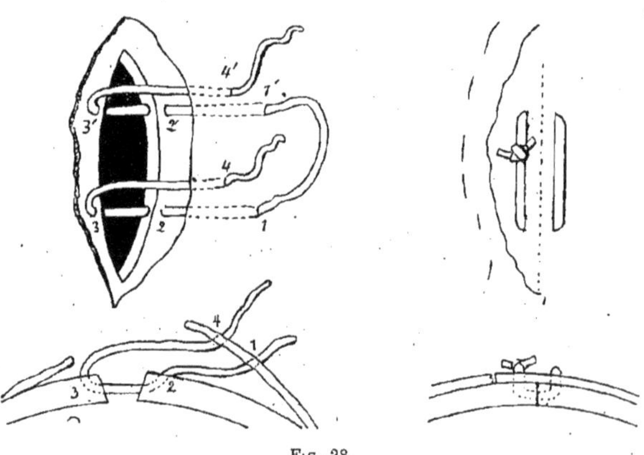

Fig. 28.

Introduction du blépharostat. On libère largement la conjonctive sur l'un des côtés de la plaie pour faciliter le glissement ultérieur.

Les deux aiguilles sont introduites successivement et à environ 8 millimètres de la plaie, de dehors en dedans à travers la conjonctive seule; l'écartement entre les deux points d'entrée dépend de la longueur de la plaie sclérale. Elles sont conduites sous la conjonctive jusqu'à l'ouverture conjonctivale; elles servent ensuite, l'une à côté de l'autre, à faire une suture de la sclérotique, en restant si on le peut dans l'épaisseur de cette membrane (ce qui, d'ailleurs, ne me paraît pas d'une importance capitale). Les aiguilles sont alors de nouveau conduites sous la conjonctive du même côté, jusqu'à 4 millimètres environ de leur point d'entrée, et réapparaissent à la surface de la conjonctive.

Si, à ce moment, on tend le fil pour nouer les deux chefs, on obtiendra, d'un seul et même mouvement, l'occlusion de la plaie sclérale et le glissement de la conjonctive. Si l'on a bien calculé l'écartement entre les divers points de passage des aiguilles, on pourra avoir une conjonctive bien étalée; un léger froncement ne serait d'ailleurs d'aucune importance pour le résultat final (*fig.* 28).

Lorsque le corps vulnérant a infecté le corps vitré, la blessure peut évoluer très rapidement vers la panophtalmie. Il est superflu, et il peut être dangereux, de faire une suture dans un cas pareil.

On a le devoir de tenter d'enrayer l'évolution du mal, et nous avons pu plus d'une fois conserver des yeux que nous croyions voués à une énucléation prochaine.

Une médication très active est constituée par l'injection, sous la conjonctive, bien anesthésiée à la cocaïne, de IV à V gouttes de cyanure de Hg en solution à *un pour mille*. L'injection provoque une vive douleur et une réaction qu'il ne faudra pas confondre avec les symptômes de la maladie elle-même.

Il faut, concurremment, user largement d'atropine et de compresses chaudes. Nous avons obtenu également de bons résultats en faisant prendre en une journée la potion suivante :

Sérum antidiphtérique de Roux..................	10 c. c.
Solution saline à 7 p. 1000.........................	150 c. c.

renouvelée deux jours de suite. Reprendre après un intervalle d'un jour ou deux. Les injections intraveineuses de cyanure d'hydrargyre (1 centimètre cube à 1 p. 100) sont également fort utiles.

Après l'injection sous-conjonctivale, les signes d'iritis et de cyclite doivent être manifestement en régression dès le lendemain. Si les jours suivants n'apportent pas une amélioration très franche, il faut se tenir prêt à énucléer et s'y décider sans regret.

II. **Corps étrangers.** — Les corps étrangers superficiels rentrent par excellence dans la catégorie des traumatismes oculaires qui peuvent être traités à l'avant par un médecin non spécialiste. Quelques détails, cependant, me paraissent importants à donner ici.

A. — De petits corps étrangers, soulevés par le vent par exemple, peuvent pénétrer entre les paupières et venir finalement se loger sous LA

PAUPIÈRE SUPÉRIEURE. En présence de tout individu ayant la sensation d'un corps étranger et chez qui ce dernier n'est pas visible à l'examen minutieux des régions apparentes de l'œil, il faudra procéder au retournement de la paupière supérieure.

Pour cela le malade aura la tête appuyée, on lui demandera de diriger le regard vers le bas ; on saisira les cils de la paupière supérieure entre le pouce et l'index de la main gauche, puis, à l'aide du bord du pouce droit, ou, plus facilement, à l'aide de la pointe de la sonde cannelée, on déprimera la paupière supérieure, en agissant à une distance d'au moins 12 à 15 millimètres du bord libre. A ce moment la main gauche relèvera franchement le bord de la paupière vers le haut. Le tarse se luxe et présente sa face conjonctivale avec le corps étranger qui s'y est logé.

B. CORPS ÉTRANGERS DE LA CONJONCTIVE BULBAIRE. — Ils sont mobiles avec la membrane où ils sont implantés. Ils ne sont pas toujours simples à extraire à l'aide de l'aiguille à corps étrangers. S'ils ne viennent pas facilement, il faudra exciser une petite portion de conjonctive, ce qui n'a aucun inconvénient. L'instillation préalable, répétée quatre à cinq fois en cinq minutes, d'une solution de cocaïne à 4 p. 100 est nécessaire.

C. CORPS ÉTRANGERS DE LA CORNÉE. — Il faut toujours débarrasser le plus vite possible la cornée des corps étrangers qui s'y sont implantés. On se servira de préférence de l'aiguille à corps étrangers (stérilisée) qui me paraît beaucoup plus pratique que la petite curette.

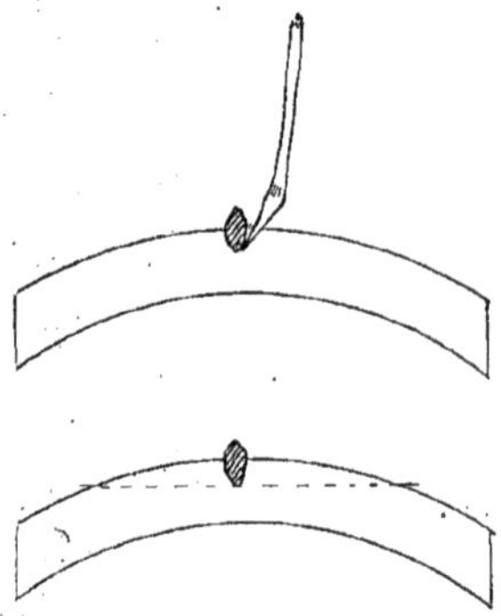

Il est très important, lorsqu'on extrait un corps étranger de la cornée, de l'attaquer par la pointe de l'aiguille enfoncée à proximité immédiate, de façon à le luxer pour ainsi dire hors de sa loge. S'il ne se mobilise pas vite, il faudra répéter la même manœuvre tout autour, de façon à le libérer de toute adhérence. On arrivera toujours avec un peu de patience à l'extraire.

FIG. 29.

Il faut se rappeler que l'épaisseur de la cornée est de 1 millimètre, ce qui permet des manœuvres énergiques, quoique bien entendu sans brutalité.

Il faut se garder de chercher à extraire les corps étrangers en grattant la surface de la cornée ; cette façon d'agir n'est efficace qu'à la condition d'enlever l'épithélium et le tissu cornéen jusqu'à la profondeur où se trouve le corps étranger, ce qui entraîne une perte de substance extrêmement étendue en surface, et augmente d'autant les chances d'infection et les dimensions de la taie cicatricielle (*fig.* 29).

Si les manœuvres d'extraction menacent de se prolonger outre mesure sans résultat, il est parfaitement loisible de les interrompre, d'appliquer un pansement, et d'attendre au lendemain. L'infiltration du tissu cornéen par les larmes et la réaction de défense locale rendent l'extraction souvent très facile au bout de vingt-quatre heures.

L'extraction différée de cette façon est particulièrement indiquée lorsqu'on a affaire à des corps étrangers très petits et très profonds comme les donnent souvent les éclatements de grenades ou de mines.

La pratique nous a montré qu'il valait mieux, lorsque la cornée est criblée de petits éclats, n'extraire que ceux qui sont franchement saillants à la surface de l'épithélium ; les autres se déchaussent petit à petit avec le temps, parfois à une date assez éloignée, et deviennent plus faciles à cueillir.

Le traitement ultérieur sera celui des plaies superficielles décrit plus haut.

D. Corps étrangers de la sclérotique. — Leur extraction n'offre

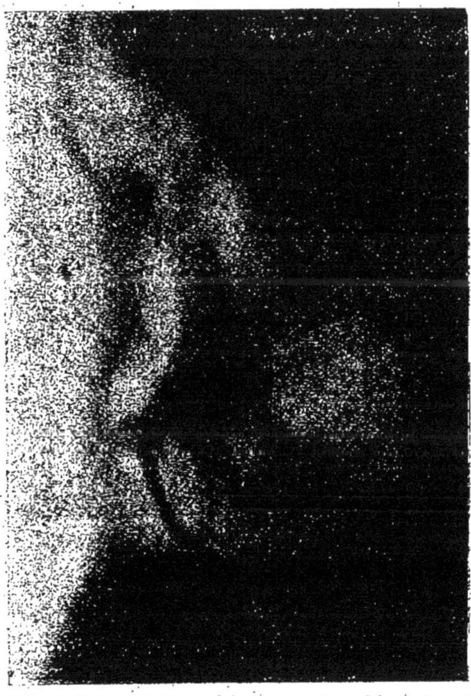

Fig. 30. — Corps étranger intra-oculaire (segment antérieur, regard en haut).

aucune difficulté particulière, mais il est nécessaire de pratiquer auparavant une petite incision de la conjonctive à l'aide des ciseaux fins. On les extraira soit avec l'aiguille, soit avec une pince.

Si le corps étranger, enclavé, a perforé le globe, une suture conjonctivale, ou sclérale, pourra être indiquée.

E. Corps étrangers intra-oculaires. — L'immense avantage que présente l'extraction des corps étrangers intra-oculaire à l'aide de l'électro-aimant doit toujours faire rechercher l'évacuation sur l'intérieur des blessés de cette catégorie. La chose est malheureusement souvent difficile dans des délais compatibles avec la sécurité de l'œil.

Si l'on avait à assumer le traitement, voici les conseils que nous croyons les meilleurs.

Dans tous les cas où la présence d'un corps étranger à l'intérieur du globe oculaire est probable, ou même possible, l'examen radiologique est indispensable.

La radioscopie suffit dans la majorité des cas, elle permet de constater la présence du projectile et de se rendre compte s'il est mobile avec les mouvements de l'œil quand le blessé regarde en haut ou en bas.

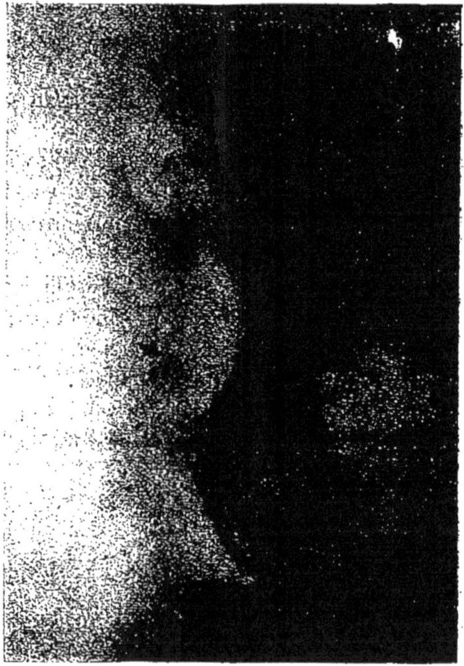

Fig. 31. — Corps étranger intra-oculaire (segment antérieur, regard en bas).

La radiographie est plus sensible pour les corps étrangers très petits ; il faudra alors faire deux épreuves de profil, l'une le regard dirigé vers le haut, l'autre le regard dirigé vers le bas ; un changement de place prouvera que le projectile est bien intra-oculaire, et, selon le sens du déplacement, indiquera s'il se trouve plus près du segment antérieur ou du segment postérieur du globe. On peut munir le blessé d'une monture de lunettes dépourvue de verres, dont la branche horizontale sera souvent un repère plus sensible que l'ombre des parois de l'orbite.

Un ou plusieurs corps étrangers peuvent pénétrer *dans la chambre antérieure* et se loger dans l'iris ou dans le cristallin, en provoquant une hémorragie ou une cataracte traumatique. Ils peuvent, dans ces circonstances, être extraits par une iridectomie, ou l'évacuation des masses cristalliniennes ramollies. Ces opérations sont particulièrement délicates et demandent une grande pratique de la chirurgie oculaire. Elles ne sont pas, la plupart du temps, si urgentes, qu'il ne vaille pas mieux évacuer les blessés sur un service spécial, même s'il n'est pas à proximité immédiate.

Si le corps étranger est logé dans la *région ciliaire*, ce qui sera diagnostiqué par son point d'entrée et le fait qu'à la radioscopie il accompagne les mouvements du segment antérieur de l'œil, il pourra provoquer, à très bref délai, des accidents sympathiques ; il ne faudra pas attendre leur apparition pour énucléer. Cette opération devra, la plupart du temps, être faite dans les quatre ou cinq jours qui suivent l'accident. On se basera là-dessus pour évacuer le blessé ou intervenir soi-même.

Les corps étrangers de la *cavité vitréenne* sont moins immédiatement dangereux ; on pourra donc évacuer les blessés qui en sont porteurs, à moins qu'on ne constate une panophtalmie imminente ou des symptômes d'irido-cyclite.

Étant donné qu'on peut considérer que tout œil qui contient un corps étranger est voué, tôt ou tard, à l'énucléation, il ne faudra jamais hésiter à intervenir au moindre signe d'intolérance, et, bien entendu, avant l'apparition de toute espèce de symptôme du côté opposé.

On a vu des corps étrangers intra-oculaires tolérés pendant plusieurs années, dans des cas très exceptionnels, mais leur présence est une menace constante d'accidents subits et graves.

ÉNUCLÉATION

MANUEL OPÉRATOIRE

Instruments. Le blépharostat. (boîte n° 8).
La pince à fixation (ou pince à disséquer ordinaire). —
Un crochet à strabisme. —
Les ciseaux courbes. —

Anesthésie. L'énucléation d'un œil non enflammé se fait facilement à l'anesthésie locale; cela est rarement le cas lorsqu'on est appelé à intervenir d'urgence ; il faut donc préférer l'anesthésie générale.

Exécution. Toilette périoculaire. Irrigation des culs-de-sac à la solution de cyanure de Hg à 5 p. 1.000.

L'opérateur se place soit à côté du malade, soit derrière la tête, de façon à avoir à sa droite l'angle externe de l'œil à opérer.

Le blépharostat est introduit et ouvert au maximum. On sectionne la conjonctive, circulairement autour de la cornée, le plus près possible, en la détachant *loin en arrière*, de façon à la libérer de toutes ses adhérences avec le globe (*fig.* 32).

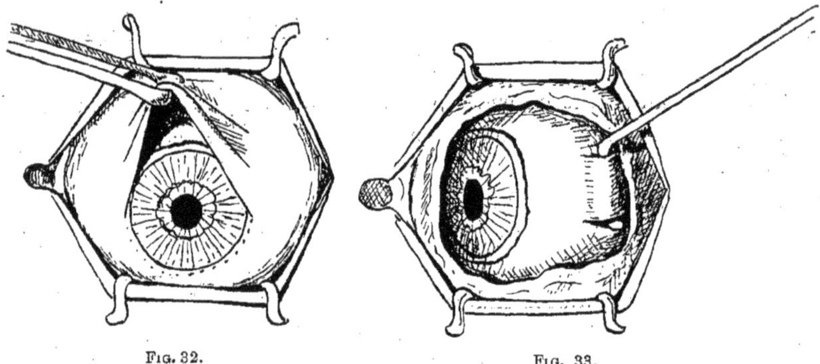

Fig. 32. Fig. 33.

A l'aide du crochet à strabisme, on s'assure du muscle droit externe qu'on amène dans le champ opératoire (*fig.* 33), on sectionne le muscle à quelques millimètres de son insertion ; l'extrémité tendineuse laissée adhérente au globe servira de prise à la pince pour les manipulations de la fin.

On recherche ensuite successivement les trois autres muscles droits, qui sont sectionnés au ras de la sclérotique.

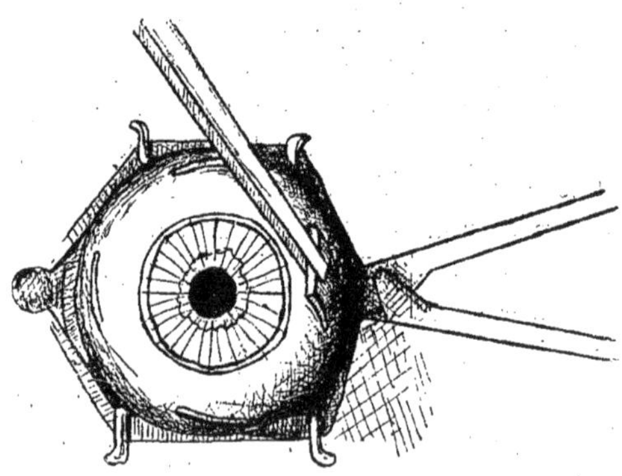

Fig. 34.

A ce moment, l'œil n'étant plus retenu, on le luxe complètement en avant, ce qui permet d'accéder facilement au nerf optique et de le sectionner (*fig.* 34).

Les deux muscles obliques, insérés sur le pôle postérieur, sont détachés en dernier lieu.

L'hémorragie est rarement abondante; elle cède toujours à un tamponnement prolongé, ou à un pansement serré.

Il ne faut pas suturer la conjonctive.

On changera le pansement au bout de vingt-quatre heures; les pansements suivants, dans les cas simples, peuvent être laissés quarante-huit heures.

L'opéré est évacuable, d'ordinaire, au bout d'une semaine.

GRANDS DÉLABREMENTS

Pour les grands traumatismes par éclat d'obus qui intéressent à la fois nos trois régions, il faudra suivre pour chacune de celles-ci les conseils qui le concerne.

Voici, cependant, en résumé, la conduite qui nous paraît devoir être tenue en présence d'un cas pareil.

Le blessé est ordinairement en état de shock assez sérieux ; c'est pourquoi il n'est pas toujours indiqué d'intervenir d'une façon immédiate ; l'opération et l'anesthésie sont mieux supportées et on a plus de temps pour faire un examen radiologique approfondi.

Après un nettoyage complet et minutieux, le premier temps de l'opération doit être l'ablation de ce qui reste de globe oculaire. Il faudra procéder méthodiquement, *anatomiquement*, afin de ménager le reste du contenu de l'orbite, ce qui n'est pas toujours facile à cause de la flaccidité de la sclérotique. On finit cependant toujours par trouver le clivage entre l'œil et la conjonctive, et une pince de Kocher convenablement placée sur les lambeaux de sclérotique permettra de tendre le moignon d'œil et de terminer plus facilement l'opération par la recherche des muscles. Il faut s'efforcer de couper le nerf optique assez loin en arrière, car sur un œil flasque et étiré en avant, il arrive souvent qu'on sectionne le pôle postérieur. C'est un point à vérifier, car il ne faut rien laisser de peur d'accidents sympathiques.

L'œil enlevé, l'accès de l'orbite est plus facile.

Il faut ensuite, en écartant fortement la peau, en ruginant au besoin, procéder à la recherche des esquilles osseuses ; on enlèvera toutes celles qui sont complètement libres, et celles qui ne paraissent pas viables à cause de leurs petites dimensions ou de leur adhérence précaire. Nous avons remarqué que les fragments osseux du squelette de la face ont une très grande vitalité, ce qui permet d'être relativement sobre dans leur ablation. On régularisera les pointes et les tranchants à la pince-gouge.

Il est très important de faire une toilette osseuse particulièrement minutieuse dans les régions qui avoisinent l'encéphale afin d'éviter tout accident secondaire ou tardif. Les lésions osseuses visibles ne donnent pas toujours, en effet, des renseignements suffisants sur les lésions profondes.

Les corps étrangers seront extraits à ce moment.

Il est évident qu'une vaste plaie de ce genre devrait être laissée largement ouverte. Les nécessités de la chirurgie faciale, cependant, nous imposent une conduite un peu différente, que la rareté des infections graves, par anaérobies en particulier, légitime également.

Il faut remettre en bonne situation les lambeaux déplacés, car ils ont plutôt tendance à se rétracter davantage en se cicatrisant, ce qui entraîne de graves défigurations qu'un postiche seul permet de masquer. Au contraire, c'est à une intervention précoce bien comprise qu'une opération plastique tardive pourra devoir son succès.

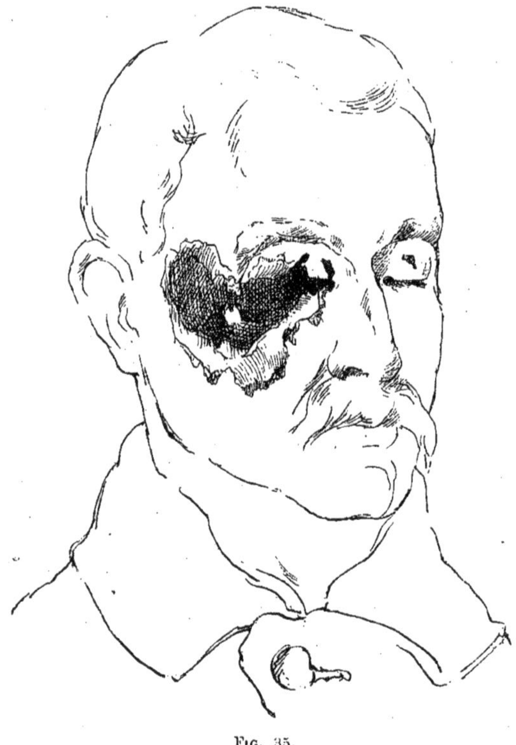

Fig. 35.

Nous conseillons donc, après désinfection à la teinture d'iode, d'assurer à l'aide de quelques crins isolés, mais placés aux points importants, en particulier aux angles, la remise en place des grands lambeaux.

Il nous paraît ensuite de la plus grande importance de procéder primitivement à une réfection aussi complète que possible des paupières. A cet effet, on réunira convenablement à la soie fine tout ce qui appartient à chacune d'elles. Puis il sera expédient de faire une tarsorraphie, c'est-à-dire une suture des deux paupières (v. plus loin). Il y a toujours une assez grande perte de substance des téguments au niveau du point de choc du projectile, pour que, ces sutures faites, il reste une place amplement suffisante pour un bon drainage.

Nous nous sommes toujours bien trouvés de la simple introduction de gaze sèche, avec, au besoin, un drain au delà des sutures. Nous n'avons jamais observé d'infection sérieuse ; cependant, dans un cas qui présentait de la température, le liquide de Dakin nous a donné un résultat admirable et immédiat ; nous comptons nous en tenir à cette solution, ou à la liqueur de Labarraque additionnée de 15 parties d'eau.

Le pansement est changé tous les jours, exceptionnellement deux fois par

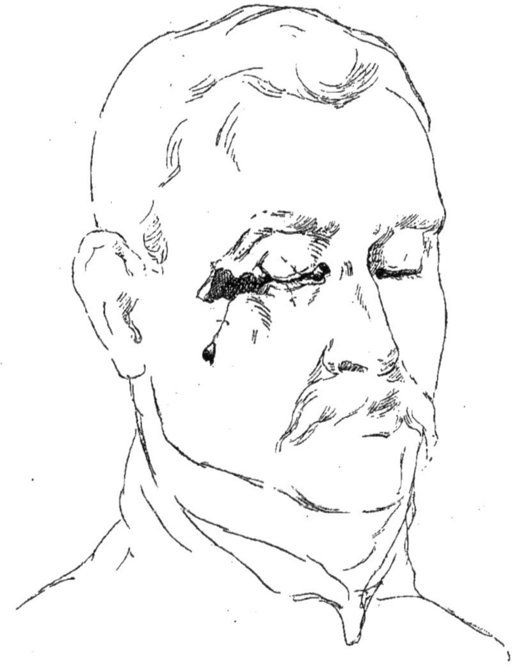

Fig. 36.

jour ; la plaie est largement irriguée à l'aide d'un bock ; on pourra, à l'occasion de chaque pansement, extraire les parties sphacélées dont l'élimination paraîtrait trop lente.

La plastique provisoire des paupières guérit d'ordinaire pour son propre compte sans aucun incident ; les soies peuvent être enlevées au bout de huit jours.

La durée totale, jusqu'à cicatrisation complète, est naturellement très variable, mais toujours longue ; on évacuera donc ces blessés aussitôt qu'on les considérera comme capables de supporter le voyage.

TARSORRAPHIE

MANUEL OPÉRATOIRE

Instruments. Les ciseaux courbes (boîte n° 8).
La pince à fixation —
4 ou 6 aiguilles ophtalmologiques.
Un porte-aiguilles.

Anesthésie. Le blessé est sous anesthésie générale en raison de la longueur et de la complexité de l'intervention qu'il subit par ailleurs.

Exécution. On resèque, à l'aide des ciseaux fins, la *lèvre postérieure* du bord libre des deux paupières sur toute la longueur, ou seulement dans les parties centrales.

Quelques fils, passés à 4 millimètres les uns des autres, à travers l'épaisseur des deux paupières, assureront l'affrontement des deux parties avivées. Il faut laisser les fils une semaine s'ils sont supportés.

Les paupières ne seront séparées qu'après terminaison de l'opération plastique définitive qui aura pour but de remplacer ce qui leur manque ; cette intervention ne peut avoir lieu qu'au bout de plusieurs mois.

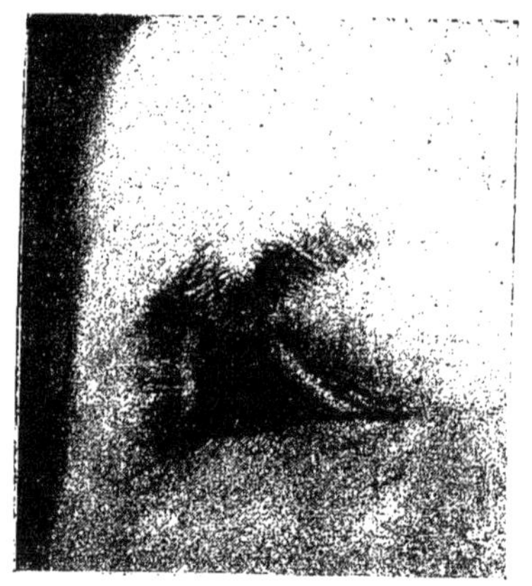

Fig. 37.

La figure 37 montre un blessé par éclat d'obus où l'on n'avait pas pris soin de veiller à la réfection des paupières. Le traumatisme avait intéressé l'os frontal et l'œil, qui fut énucléé. Sans vouloir critiquer la conduite qui a été tenue, car nous n'avons vu ce blessé qu'après cicatrisation, nous pouvons supposer, à titre d'indication, qu'il eût mieux valu énucléer, suturer la paupière comme nous le décrivons page 21, faire une tarsorraphie et soigner la lésion osseuse à travers la partie supérieure de la plaie palpébrale, en incisant, au besoin, parallèlement au bord orbitaire, pour se donner du jour.

TOURS. — IMPRIMERIE DESLIS FRÈRES ET Cie.

www.ingramcontent.com/pod-product-compliance
Ingram Content Group UK Ltd.
Pitfield, Milton Keynes, MK11 3LW, UK
UKHW020449230726
13925UKWH00005B/1844

9 782014 046502